I0037962

Korbinian Rupprecht

Interaktion von Pantoprazol mit Cellcept® bzw. myfortic®

Korbinian Rupprecht

Interaktion von Pantoprazol mit Cellcept® bzw. myfortic®

Pharmakokinetische Untersuchungen in vitro und an Probanden

Südwestdeutscher Verlag für Hochschulschriften

Impressum/Imprint (nur für Deutschland/only for Germany)
Bibliografische Information der Deutschen Nationalbibliothek: Die Deutsche Nationalbibliothek verzeichnet diese Publikation in der Deutschen Nationalbibliografie; detaillierte bibliografische Daten sind im Internet über http://dnb.d-nb.de abrufbar.

Alle in diesem Buch genannten Marken und Produktnamen unterliegen warenzeichen-, marken- oder patentrechtlichem Schutz bzw. sind Warenzeichen oder eingetragene Warenzeichen der jeweiligen Inhaber. Die Wiedergabe von Marken, Produktnamen, Gebrauchsnamen, Handelsnamen, Warenbezeichnungen u.s.w. in diesem Werk berechtigt auch ohne besondere Kennzeichnung nicht zu der Annahme, dass solche Namen im Sinne der Warenzeichen- und Markenschutzgesetzgebung als frei zu betrachten wären und daher von jedermann benutzt werden dürften.

Coverbild: www.ingimage.com

Verlag: Südwestdeutscher Verlag für Hochschulschriften GmbH & Co. KG
Heinrich-Böcking-Str. 6-8, 66121 Saarbrücken, Deutschland
Telefon +49 681 37 20 271-1, Telefax +49 681 37 20 271-0
Email: info@svh-verlag.de

Zugl.: Regensburg, Universität, Diss., 2011

Herstellung in Deutschland (siehe letzte Seite)
ISBN: 978-3-8381-3468-0

Imprint (only for USA, GB)
Bibliographic information published by the Deutsche Nationalbibliothek: The Deutsche Nationalbibliothek lists this publication in the Deutsche Nationalbibliografie; detailed bibliographic data are available in the Internet at http://dnb.d-nb.de.

Any brand names and product names mentioned in this book are subject to trademark, brand or patent protection and are trademarks or registered trademarks of their respective holders. The use of brand names, product names, common names, trade names, product descriptions etc. even without a particular marking in this works is in no way to be construed to mean that such names may be regarded as unrestricted in respect of trademark and brand protection legislation and could thus be used by anyone.

Cover image: www.ingimage.com

Publisher: Südwestdeutscher Verlag für Hochschulschriften GmbH & Co. KG
Heinrich-Böcking-Str. 6-8, 66121 Saarbrücken, Germany
Phone +49 681 37 20 271-1, Fax +49 681 37 20 271-0
Email: info@svh-verlag.de

Printed in the U.S.A.
Printed in the U.K. by (see last page)
ISBN: 978-3-8381-3468-0

Copyright © 2012 by the author and Südwestdeutscher Verlag für Hochschulschriften GmbH & Co. KG and licensors
All rights reserved. Saarbrücken 2012

INHALTSVERZEICHNIS

ABKÜRZUNGSVERZEICHNIS

APZ	*Antigenpräsentierende Zelle*
AE	*Adverse event, unerwünschtes Ereignis*
AU	*Absorption unit*
AUC	*Area under the curve, Fläche unter der Konzentrations-Zeit-Kurve*
BMI	*Body Mass Index*
C_{max}	*Maximale Plasmakonzentration*
CRF	*Case Report Form, Prüfbogen*
ecMPS	*Enteric coated mycophenolate sodium, magensaftresistent überzogenes Mycophenolat-Natrium*
EM	*Extensive Metabolizer*
EMEA	*European Medicines Agency*
FDA	*US Food and Drug Administration*
hetEM	*Heterozygous Extensive Metabolizer*
HGPRTase	*Hypoxanthin-Guanin-Phosphoribosyltransferase*
HPLC	*High Performance Liquid Chromatography, Hochleistungsflüssigkeitschromatographie*
HSA	*Humanes Serum Albumin*
IMPDH	*Inosinmonophosphatdehydrogenase*
LOD	*Limit of detection*
LOQ	*Limit of quantification*
MHC	*Haupthistokompatibilitätskomplex*
MMF	*Mycophenolat-Mofetil*
MPA	*Mycophenolsäure (mycophenolic acid)*
MPA-G	*Mycophenolsäure-Glucuronid*
MW	*Mittelwert*
PM	*Poor Metabolizer*
PML	*Progressive multifokale Leukoenzephalopathie*
PPI	*Protonenpumpeninhibitor*
PRPP	*5-Phosphoribosyl-1-Pyrophosphat*
RdmNr.	*Randomnummer*
rpm	*Rounds per minute, Umdrehungen pro Minute*
rSD	*Relative Standardabweichung*
SAE	*Serious adverse event, Schwerwiegendes unerwünschtes Ereignis*
SD	*Standardabweichung*
$t_{1/2}$	*Halbwertszeit*
TDM	*Therapeutic Drug Monitoring*
t_{max}	*Zeitpunkt der maximalen Plasmakonzentration*

Meinen Eltern Elisabeth und Reinhard.

1 Einleitung

Die Mycophenolsäure (Mycophenolic acid, MPA) wurde in der Literatur bereits 1896 beschrieben. Sie war das erste Antibiotikum das aus einem Schimmelpilz (*penicillium brevicompactum*) kristallisiert werden konnte. Erste Untersuchungen ergaben jedoch nur eine vergleichsweise geringe antibakterielle Wirkung, hingegen eine beträchtliche Toxizität gegenüber einigen pathogenen Pilzen.[4, 34] 1968 wurden darüber hinaus antivirale und antineoplastische Eigenschaften der MPA entdeckt.[107] Schließlich deuten Ergebnisse jüngster Studien auf antiangiogenetische Effekte der MPA hin.[22, 56, 109] Klinische Bedeutung hat die MPA bis jetzt jedoch vor allem als hochpotentes Immunsuppressivum gewonnen und ist einzig für die Prophylaxe akuter Abstoßungsreaktionen nach Nierentransplantation in Kombination mit Calcineurininhibitoren und Corticosteroiden seit 1995 zugelassen.[27] Gute Ergebnisse zeigten sich jedoch unter Gabe von MPA auch in der Therapie von Autoimmunerkrankungen wie Psoriasis[25] oder rheumatoider Arthritis[39]. Die bisherige Forschung also deckte das breite, vielfältige Potential dieses Wirkstoffs auf, welchen es deshalb auch in Zukunft weiter zu untersuchen gilt.

1.1 Mycophenolsäure

1.1.1 Pharmakodynamik

Mycophenolsäure ist ein selektiver, nichtkompetitiver, reversibler Inhibitor der Inosinmonophosphatdehydrogenase (IMPDH), einem Enzym, das in der Synthese von DNA Grundbausteinen (Nukleotiden) eine Schlüsselrolle innehat.

In Lymphozyten und anderen Säugetierzellen unterscheidet man zwei Hauptwege der Biosynthese von Nukleotiden: die „de novo"-Synthese, bei der Nukleotide aus einfacheren Molekülen zusammengebaut werden, und den „salvage pathway", bei dem Nukleotide bzw. Nukleotidderivate umgebaut und wiederverwertet werden (Abb. 1).[3] Im „de novo"-Syntheseweg entsteht zunächst aus Ribose-5-Phosphat, einem Produkt des Pentosephosphatweges, und Adenosintriphopshat (ATP) das 5-Phosphoribosyl-1-Pyrophosphat (PRPP). PRPP ist eine Vorstufe von Inosinmonophosphat (IMP), welches in Anwesenheit der IMPDH zu Guanosinmonophosphat (GMP) wird.[83] PRPP wird auch im „salvage pathway" von der Hypoxanthin-Guanin-Phosphoribosyltransferase (HGPRTase) verwendet. Die Produktion eines ausreichenden PRPP Spiegels ist deshalb für die Synthese von Ribonukleotiden absolut essentiell. Um den genauen Wirkmechanismus der MPA zu verstehen, muss ein Blick auf die Regulation der Purinbiosynthese geworfen werden (siehe Abb. 1).

DeNovo Pathway

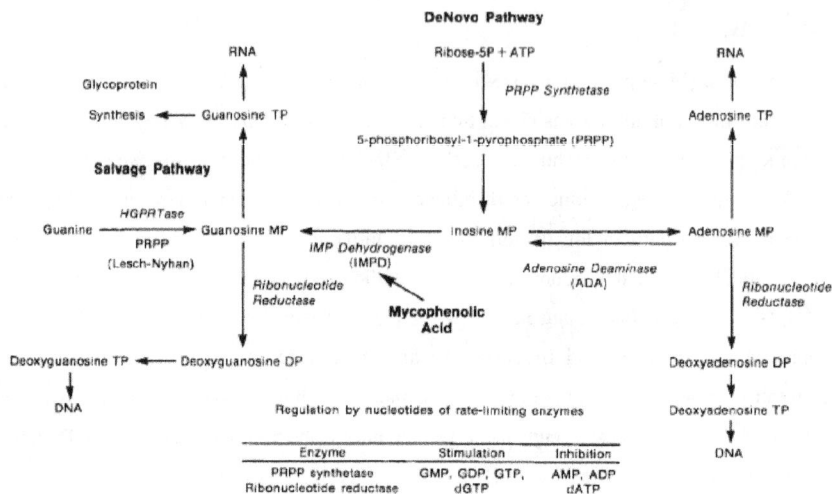

Abb. 1: Die Synthesewege der Purinbiosynthese zeigen die zentrale Position des IMP. MPA inhibiert die IMPDH und erschöpft so den Vorrat an GMP, GTP und dGTP. Zwei Schlüsselenzyme in den Lymphozyten werden durch Guanosinribonukleotide und dGTP aktiviert und umgekehrt durch AMP, ADP und dATP inhibiert.[2]

Zwei Schlüsselenzyme werden dabei allosterisch durch die unterschiedlichen Nukleotide reguliert. Die PRPP-Synthetase wird durch GMP, GDP und GTP aktiviert, während sie durch die Adenosinderivate AMP und ADP gehemmt wird.[37] Sind zu viele Adenosinnukleotide in der Zelle oder fällt der Vorrat an Guanosinnukleotiden ab, vermindert sich der Vorrat an PRPP. Ein Überschuss an Desoxyadenosintriphosphat (dATP) oder eine verringerte dGTP-Konzentration drosselt die gesamtkatalytische Aktivität des zweiten Schlüsselenzyms, der Ribonukleotid-Reduktase. Dadurch kommt es zu einer Absenkung der Substratmenge, die für die DNA-Polymerase – Aktivität notwendig ist.[24] Ausreichende Spiegel an Guanosinnukleotiden, sowie Desoxyguanosinnukleotiden also sind Voraussetzung für die Proliferation von Lymphozyten nach mitogener bzw. antigener Stimulation. MPA verhindert dies durch Hemmung der IMPDH.[2]

Zwei Eigenschaften machen MPA zu einem sehr spezifischen Hemmstoff von Lymphozyten und damit zu einem klinisch einsetzbaren, hochpotenten Immunsuppressivum. Die IMPDH existiert in zwei Isoformen, Typ I und Typ II. Beide werden durch MPA inhibiert, jedoch ist Typ II 4- bis 5-mal empfindlicher gegenüber MPA als Typ I.[41, 59, 73] In proliferierenden Zellen, wie z.B. antigenstimulierten Lymphozyten, wird dabei die Expression der IMPDH deutlich gesteigert, jedoch lediglich die für MPA sensitivere Isoform Typ II.[72]

Mitte der 90er Jahre wurden drei große Studien durchgeführt, die die Wirksamkeit der MPA in der Prophylaxe akuter Abstoßungsreaktionen nach allogener Nierentransplantation untersuchten.[5, 27, 97]

6

In allen drei randomisierten, doppel-blinden, kontrollierten Studien konnte eine signifikant bessere Prophylaxe vor akuten Abstoßungsreaktionen gegenüber den Vergleichsgruppen (Azathioprin- bzw. Placebogruppe) festgestellt werden. Seither ist MPA deshalb zur Prophylaxe für Transplantatabstoßungen in Kombination mit Ciclosporin und Corticosteroiden zugelassen.[100] Zulassungsüberschreitende (off-label) Anwendung findet MPA jedoch auch u.a. in der Behandlung von Psoriasis, Myasthenia gravis und Lupus Nephritis.[38, 44, 100]

1.1.2 Unerwünschte Wirkungen

Die unerwünschten Wirkungen von MPA sind in der Regel dosisabhängig und reversibel. Gastrointestinale Beschwerden wie Übelkeit, Erbrechen, Diarrhoe, Gastritiden und Magengeschwüre waren die häufigsten Komplikationen, die bei Patientenstudien und unter Dauergebrauch beobachtet wurden.[25, 45, 103] Im Vergleich zu den Placebogruppen traten unter MPA darüber hinaus häufiger Nebenwirkungen auf, die das hämatologische und lymphatische System betreffen, wie z.B. Leukopenien, Anämien oder Thrombozytopenien.[5, 27, 97]

Als Immunsuppressivum erhöht MPA grundsätzlich das Risiko für bakterielle, virale und Pilzinfektionen und steigert langfristig die Wahrscheinlichkeit an gut- und bösartigen Tumoren zu erkranken. (Novartis Pharmaceuticals Corporation, 2008, myfortic® Prescribing Information; Roche Laboratories Inc., 2008, CellCept® Prescribing Information). Weitere unerwünschte Wirkungen umfassen Erkrankungen des Nervensystems (z.B. Kopfschmerzen, Tinnitus, Schlaflosigkeit), kardiorespiratorische Beschwerden (z.B. Lungenödeme, Tachykardien, ventrikuläre Extrasystolen) und Stoffwechselstörungen (z.B. Hypercholesterinämie, Hyperglykämie, Hypo-/Hyperkaliämie). Es zeigte sich außerdem eine teratogene Wirkung auf den Fetus. Frauen im gebärfähigen Alter, die eine Therapie mit MPA beginnen, müssen deshalb einen sicheren Kontrazeptionsschutz einhalten. Seit kurzem wird außerdem das Auftreten der progressiven multifokalen Leukoenzephalopathie (PML) bei Nierentransplantierten mit der Verabreichung von MPA in Zusammenhang gebracht.[74] Die PML ist eine tödliche, demyelinisierende Erkrankung des zentralen Nervensystems, die fast ausschließlich bei Immunsupprimierten auftritt. Sie wird durch die Reaktivierung des JC Virus verursacht. Das Polyomavirus, das 86% aller Erwachsenen latent infiziert, wird unter massiver Immunsuppression möglicherweise wieder aktiv und führt im Gehirn zu einer lytischen Infektion der myelinproduzierenden Oligodendrozyten.[106]

1.1.3 Pharmakokinetik

Die MPA wird heute in zwei verschiedenen galenischen Formulierungen angeboten, welche zum Teil unterschiedliche pharmakokinetische Parameter bedingen. Die beiden Präparate werden deshalb im Folgenden getrennt besprochen.

1.1.3.1 Mycophenolat-Mofetil

Mycophenolat-Mofetil (MMF) ist ein Morpholinoethylester der MPA und wurde 1990 entwickelt, um die Bioverfügbarkeit des Pharmakons zu verbessern.[63] Das Medikament ist derzeit unter dem Namen CellCept® (Fa. Hoffman-La Roche AG) im Handel. Nach oraler Applikation wird das Prodrug MMF nach der Resorption im Dünndarm durch Esterasen sofort zu MPA hydrolysiert und ist im Plasma kaum nachweisbar (Abb. 2).[1]

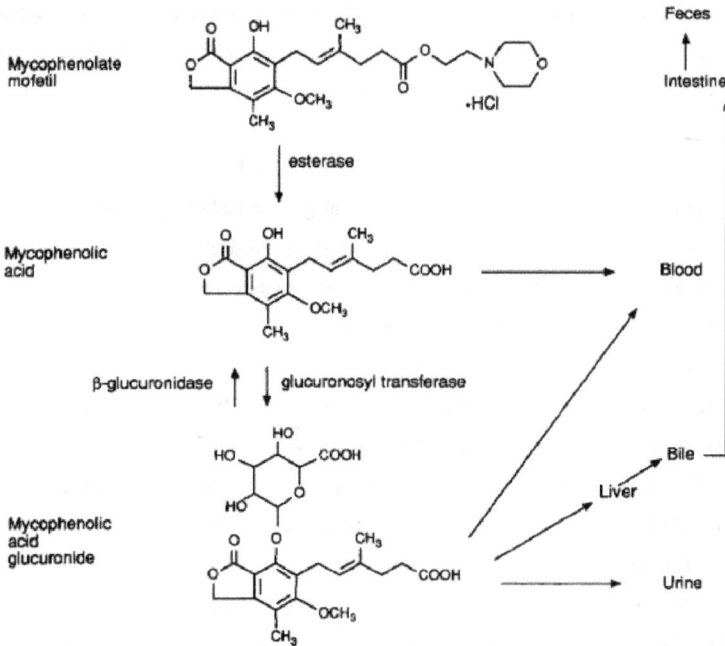

Abb. 2: *Struktur des Morpholinoethylester der MPA (MMF), MPA und seines Glucuronids, sowie seine verschiedenen Ausscheidungswege.*

In einer Studie an 12 gesunden Probanden, denen jeweils eine Dosis von 1,5 g MMF oral verabreicht wurde, ergab sich eine durchschnittliche Bioverfügbarkeit von ca. 94%. Die Fläche unter der Konzentrations-Zeit-Kurve nach 24 Stunden (AUC_{0-24h}) betrug knapp 74 µg*h/ml. Die maximale

8

Konzentration von 34 µg/ml im Plasma (C_{max}) wurde dabei nach etwa 1 Stunde (t_{max}) erreicht. Die mittlere terminale Halbwertszeit ($t_{1/2}$) von MPA betrug etwa 18 Stunden.[12]

Durch UDP-Glucuronosyltransferasen in der Leber wird MPA zum inaktiven Hauptmetaboliten Mycophenolsäure-Glucuronid (MPA-G) verstoffwechselt.[76, 95] Mehr als 96% des MPA-G werden über den Urin ausgeschieden, der Rest gelangt über die Galle in den Darm und verlässt mit dem Stuhl den Körper. Aufgrund des enterohepatischen Kreislaufs kommt es nach 6 -12 Stunden zu einem zweiten Gipfel der MPA Plasmakonzentration. Dabei wird ein Teil des mit der Galle in den Darm transportieren MPA-G wieder zu MPA hydrolysiert und erneut in den Blutkreislauf absorbiert.[14, 15] Im Blut ist MPA weitestgehend an Albumin gebunden. Nur 1,25% liegen ungebunden vor und bilden die pharmakodynamisch aktive Fraktion für die Hemmung der IMPDH im Organismus. Auch MPA-G bindet mehrheitlich an Albumin und konkurriert mit MPA offensichtlich um Bindungsstellen. So beobachteten Nowak et al. unter erhöhten MPA-G-Konzentrationen auch signifikant erhöhte Konzentrationen des freien MPA.[75]

Die Bioverfügbarkeit der MPA bei Patienten kurz nach Transplantation erwies sich als deutlich geringer (30 – 50%) im Vergleich zu gesunden Probanden oder Patienten deren Transplantation bereits länger zurück lag (siehe Tab. 1).[15]

Tab. 1: Pharmakokinetische Parameter der MPA nach Gabe einer Einzeldosis von MMF

Study group	Dose (g bid)	t_{max} (h)	C_{max} (µg/ml)	AUC (µg*h/ml)
Healthy volunteers	1.5	0.90 ± 0.4	32.8 ± 8.2	51.5 ± 15.1
Renal transplants				
< 40 days	1.0	1.31 ± 0.76	8.16 ± 4.5	27.0 ± 10.9
< 40 days	1.5	1.21 ± 0.81	13.5 ± 8.18	38.4 ± 15.4
> 3 months	1.5	0.9 ± 0.24	24.1 ± 12.1	65.0 ± 35.4

1.1.3.2 *Magensaftresistent überzogenes Mycophenolat-Natrium*

Magensaftresistent überzogenes Mycophenolat-Natrium (enteric-coated mycophenolate sodium, ecMPS) ist das Natriumsalz der MPA umhüllt von einem magensaftresistenten Überzug und ist seit 2004 unter dem Namen myfortic® (Novartis AG) in Deutschland zugelassen. Das Medikament wurde entwickelt, um durch eine verzögerte Freisetzung der MPA die gastrointestinalen Nebenwirkungen zu verringern, die man unter MMF beobachtete.[8] So ist die Filmtablette auch bei einem intragastralen pH von 5 noch stabil und wird anders als MMF nicht im Magen freigesetzt, sondern erst bei einem noch höherem pH-Wert, wie er im Dünndarm vorliegt.[7] Die freigesetzte MPA wird nach der Absorption zum Glucuronid verstoffwechselt, wie bereits unter MMF beschrieben.

In mehreren Studien an nierentransplantierten Patienten zeigte sich eine Bioäquivalenz von MMF und ecMPS. Den Patienten wurden jeweils äquimolare Dosen von MPA (720 mg ecMPS $\hat{=}$ 1000 mg MMF) verabreicht und es resultierten vergleichbar große Werte für die AUC.[6, 40, 90] Dagegen war t_{max} unter ecMPS (Median 2.0 h) signifikant länger als unter MMF (Median 0.75 h). Dieser Unterschied lässt sich durch die absorptionsretardierende Wirkung der magensaftresistenten Formulierung erklären.[6] In einer pharmakokinetischen Analyse, durchgeführt an 48 Nierentransplantierten, konnte man unter ecMPS im Vergleich zu MMF eine höhere mittlere, systemische MPA – Exposition (Bioverfügbarkeit) sowie einen stärkeren Anstieg derselben nach 14, 90 und 180 Tagen beobachten. In einer weiteren Studie mit 324 Patienten, wurde kein Unterschied bezüglich des Auftretens unerwünschter gastrointestinaler Ereignisse oder Neutropenien zwischen MMF und ecMPS gefunden. Hinsichtlich therapeutischer Effizienz erwiesen sich beide Substanzen als äquivalent.[40]

1.1.4 Therapeutic Drug Monitoring

Adäquates MPA – Monitoring könnte möglicherweise sowohl das Risiko einer akuten Abstoßung als auch unerwünschte Wirkungen verringern. Von allen messbaren pharmakokinetischen Parametern korrelierte in einer Reihe von Studien die Höhe der AUC_{12h} am besten mit dem Auftreten einer Transplantatabstoßung.[77, 93, 101, 103, 104] In einer Multicenterstudie wurden 150 Patienten, die jüngst eine Niere erhalten hatten, auf drei Gruppen verteilt, für die drei verschiedene MPA-AUC Zielwerte angestrebt wurden. In der Gruppe mit der niedrigen MPA-AUC zeigte sich eine signifikant höhere Inzidenz von Abstoßungsreaktionen als in mittlerer und hoher MPA-AUC Gruppe zusammen. Außerdem fiel auf, dass die MPA Konzentrationen die Zielwerte überschritten und im Verlauf der 6-monatigen Studie anstiegen.[103] Weber et al. machten ähnliche Beobachtungen und führten dies auf den Abfall der MPA-Clearance zurück.[105] Das Auftreten von Nebenwirkungen korrelierte in dieser wie auch in weiteren Studien an Erwachsenen und Kindern mit der MMF-Dosis.[69, 70, 91]

Als therapeutisches Fenster wird derzeit eine MPA-AUC_{12h} von 30-60 µg*h/ml empfohlen.[92] Wollenberg et al. fanden zudem eine ausgeprägte inter- und intraindividuelle Variabilität in der Pharmakokinetik von MMF.[108] Diese Ergebnisse sprechen ebenfalls für Therapeutic Drug Monitoring (TDM) unter MPA-Therapie. Nichtsdestotrotz stellt das MPA-Monitoring eine weitere Belastung für den Patienten dar und eine vollständige 12h-Kinetik zur Berechnung von AUC_{12h} ist im klinischen Alltag nicht zu realisieren. Für das Standardmonitoring wird deshalb bisher der Talspiegel verwendet. In einigen Studien zeigte sich jedoch, dass der Talspiegel nur schlecht oder gar nicht mit der AUC_{12h}, dem Risiko für eine akute Abstoßung oder Medikamentennebenwirkungen korreliert.[60, 62, 79] Vielversprechender erwiesen sich 2-3 Zeitpunktmessungen in der frühen Phase nach MMF-Applikation.[55] So empfehlen Filler und Mai bei Verdacht auf eine MMF induzierte Toxizität oder unzureichende Immunsuppression, mit Messwerten nach 1, 2 und 6 Stunden die MPA-AUC zu berechnen. In dieser Konstellation ergab sich die beste Korrelation ($r^2 = 0{,}87$) zwischen der aus drei Punkten berechneten AUC und einer vollständigen 12 h-Kinetik.[32]

Nach Auswertung dreier großer, weltweit durchgeführter Studien zur Überprüfung der Wirksamkeit von MPA hat man sich derzeit auf eine feste Tagesdosis für Erwachsene von 2x 1000 mg MMF bzw. 2x 720 mg ecMPS geeinigt.[5, 27, 74, 97]

1.2 Pantoprazol

1.2.1 Pharmakodynamik

Entzündliche Magenerkrankungen sind eine häufige Komplikation nach Organtransplantation und folgender immunsuppressiver Therapie und werden vorwiegend mit Pantoprazol oder anderen Protonenpumpeninhibitoren (PPI) behandelt.[19, 102]

Pantoprazol ist ein irreversibler Hemmstoff der H^+/K^+ - ATPase. Sämtliche PPI sind Prodrugs, die nach enteraler Resorption und systemischer Verteilung über die basolaterale Membran in die Parietalzellen der Magenschleimhaut aufgenommen werden. Als schwache Basen ($pK_a=4$) reichern sie sich im sauren Milieu (pH < 4.0) der Canaliculi an. Dort werden die substituierten Benzimidazolderivate rasch zu einem aktiven kationischen zyklischen Sulfenamid umgewandelt. Dieses bindet an bestimmte Cysteinreste der katalytischen Untereinheit membranständiger Protonenpumpen und blockiert diese so irreversibel. Inaktive Pumpen, die sich noch im Zytosol befinden, sind davon jedoch nicht betroffen.[18, 29, 86] Die Hemmung der H^+/K^+-ATPase führt initial zu einer profunden Erhöhung des intragastralen pH-Werts. Wenn die Konzentration des PPI allerdings auf seinen Schwellenwert abgesunken ist, sind alle nachfolgend in die Zellmembran integrierten Protonenpumpen erneut fähig HCl zu sezernieren. Der physiologische pH-Wert im Magen wird deshalb nach einer Einzeldosis schnell wiederhergestellt.[46] Der pharmakodynamische Effekt ist dosisabhängig und erst nach einigen Tagen und täglicher Applikation kommt es zu einer nachhaltigen Erhöhung des intragastralen pH-Werts. In einer Studie an 16 Probanden wurde nach 7 Tagen ein durchschnittlicher medianer 24h-pH-Wert von 3.1 gemessen.[43, 89] Im Vergleich zu anderen PPI wie Omeprazol, Lansoprazol, Esomeprazol oder Rabeprazol ergab sich unter Pantoprazol eine ähnliche bis stärkere Säureunterdrückung.[18]

11

In Deutschland ist Pantoprazol unter dem Namen Pantozol® (Fa. Nycomed) und seit kurzem auch als Generikum im Handel und findet in verschiedensten säureassoziierten Erkrankungen Einsatz, z.B. als Bestandteil der *Helicobacter pylori* Eradikationstherapie, zur Behandlung der gastroösophagealen Refluxkrankheit und zur Prophylaxe NSAR-induzierter gastroduodenaler Ulcera (Fachinformation Pantozol®, Fa. Nycomed).

1.2.2 Unerwünschte Wirkungen

In einer Kurzzeit- ($\leq$ 8 Wochen) sowie zwei Langzeitstudien ($\geq$ 4 Jahre) wurde die tägliche orale Applikation von 40-120 mg Pantoprazol sehr gut toleriert. Es wurden unerwünschte Ereignisse wie Durchfall, Kopfschmerzen, Schwindel, Juckreiz und Hautausschlag beschrieben.[33] In einer deutschen Anwendungsbeobachtung traten bei etwa 0.7% (766 von 100134) der Patienten Nebenwirkungen auf. Die meisten litten unter Diarrhoe, Übelkeit oder Kopfschmerzen.[42]

1.2.3 Pharmakokinetik

Pantoprazol ist für die orale Applikation in einer magensaftresistenten Formulierung verfügbar, um einer vorzeitigen Zersetzung durch die Magensäure zu entgehen. Es unterliegt nur einem geringen first-pass Metabolismus, die absolute orale Bioverfügbarkeit beträgt 77%.[80] Die orale Bioverfügbarkeit ist höher als die von Omeprazol und Esomeprazol und wird im Gegensatz zu diesen schon nach der ersten Einnahme erreicht.[78] In einer an 12 gesunden Probanden durchgeführten Pharmakokinetikstudie wurde nach einer Einzeldosis von 40 mg Pantoprazol per os eine mittlere C_{max} von 2.52 µg/ml nach 2.5 Stunden (t_{max}) erreicht. Die AUC betrug 4.61 µg*h/ml, die Halbwertszeit lag bei etwa einer Stunde. Nach Verabreichung der 7. Dosis waren alle Parameter mit denen nach der 1. Dosis vergleichbar. AUC und C_{max} stiegen linear mit einer Dosissteigerung an, t_{max} und $t_{1/2}$ waren davon jedoch unabhängig.[47]

Pantoprazol wird vollständig in der Leber durch zwei Cytochrom P450 Isonezyme in drei verschiedene inaktive Metaboliten umgewandelt. Die Ausscheidung erfolgt vorwiegend über die Niere, weniger als 20% über den Faeces.[47] Oral appliziertes Pantoprazol zeigte keinen Einfluss auf die Plasmakonzentrationen von Ciclosporin oder Tacrolimus. Auch mit einer Reihe anderer Substanzen wurden keine klinisch relevanten Interaktionen beobachtet.[18, 65]

2 Arbeitshypothese und Zielsetzung

Entzündliche Magenerkrankungen stellen eine häufige Komplikation nach Transplantation und nachfolgender immunsuppressiver Therapie dar. Zur Prophylaxe und Behandlung werden heute überwiegend Protonenpumpenhemmer, wie Pantoprazol, eingesetzt.[19, 102] In einer retrospektiven klinischen Studie mit Nierentransplantierten, die mit Tacrolimus, Mycophenolat-Mofetil und Lansoprazol oder Rabeprazol behandelt wurden, zeigte sich eine erniedrigte Bioverfügbarkeit von MPA in der Lansoprazol-Gruppe insbesondere bei Patienten, die Lansoprazol langsam metabolisierten, was auf die stärkere säurehemmende Wirkung von 30 mg Lansoprazol zurückgeführt wurde.[68]

Basierend auf diesen Beobachtungen, formulierten wir die Arbeitshypothese, dass der durch die Lansoprazol erhöhte intragastrale pH-Wert die Erniedrigung der Bioverfügbarkeit von MPA verursacht hatte, sodass das bei höherem pH-Wert schlecht wasserlösliche Mycophenolat-Mofetil (CellCept®) im Magen nicht freigesetzt wurde. Die magensaftresistenten Tabletten von Mycophenolat-Natrium (myfortic®) sollten von dieser Interaktion nicht betroffen sein.

- In einem ersten *in-vitro* Versuch sollte deshalb die Freisetzung und Auflösung von Mycophenolat-Mofetil bzw. Mycophenolat-Natrium aus CellCept® bzw. myfortic® bei unterschiedlichen pH-Werten untersucht werden.

- Zur weiteren Überprüfung der Hypothese, sollte die Bioverfügbarkeit von MPA im Rahmen einer Studie an gesunden Probanden nach Applikation von CellCept® bzw. myfortic® jeweils alleine und unter Komedikation von Pantoprazol untersucht werden.

- Zusätzlich sollte im Plasma neben der Muttersubstanz MPA auch der inaktive Hauptmetabolit MPA-Glucuronid bestimmt werden, da bekannt ist, dass auch die Bioverfügbarkeit des Metaboliten durch eine Komedikation, z.B. Corticosteroiden beeinflusst werden kann.[17]

- Um zu dokumentieren, dass bei beiden Studien vergleichbare Plasmakonzentrationen von Pantoprazol vorgelegen hatten, sollten zusätzlich die pharmakokinetischen Parameter von Pantoprazol bestimmt werden.

3 Probanden, Materialien und Methoden

3.1 Freisetzung von Mycophenolat-Mofetil aus CellCept® und Mycophenolat-Natrium aus myfortic® Tabletten

3.1.1 Reagenzien und Medikamente

Folgende Medikamente wurden von der Apotheke des Universitätsklinikums Regensburg bezogen:

Medikation	Formulierung und Wirkstoffgehalt	Inhaber der Zulassung
CellCept®	1 Tablette enthält 500 mg Mycophenolat-Mofetil, entspr. 360 mg Mycophenolsäure	Fa. Roche Registration Limited, 6 Falcon Way, Shire Park, Welwy Garden City, AL7 1TW, UK. Ch.B.: M1772, verw. bis: 05/2010
myfortic®	1 magensaftresistente Filmtablette enthält 360 mg Mycophenolsäure	Fa. Novartis Pharma GmbH, Roonstrasse 25, 90429 Nürnberg Ch.B.: S0239, verw. bis: 06/2010

Die Standard-Laborchemikalien (Phosphorsäure, Natriumphosphat, Essigsäure, Natriumacetat u.a.) wurden von der Fa. E. Merck, Darmstadt, bezogen und waren von p.A. Qualität. Wasser wurde über eine Milli-Q-Vierfach-Wasseraufbereitungsanlage (Fa. Millipore, Neu Isenburg) aufgereinigt.

Die Pufferlösungen wurden durch Mischen folgender Komponenten hergestellt:

pH	Lösung A	Lösung B
1.0	0.1 M Salzsäure	-.-
2.0, 3.0	0.1 M Phosphorsäure	0.1 M Natriumdihydrogenphosphat
4.0, 4.5, 5.0, 5.5	0.1 M Essigsäure	0.1 M Natriumacetat
6.0, 7.0	0.1 M Natriumdihydrogenphosphat	0.1 M Dinatriumhydrogenphosphat

Die Feineinstellung des Puffers erfolgte mit 85% Phosphorsäure, Eisessig, 10 M NaOH oder der geeigneten Pufferlösung.

3.1.2 Geräte

pH-Meter: InoLab 720, Fa. WTW, 82382 Weilheim

Freisetzungsapparatur: Sotax AT7, Fa. Sotax, Basel/Switzerland mit Blattrührer

Fotometer: MiniUV 1240, gesetzt auf 305 nm, Fa. Shimadzu, Duisburg

3.1.3 Durchführung

Die Durchführung erfolgte gemäß EuAB, 5. Ausgabe, Grundwerk 2005. Zunächst wurden Apparatur und darin enthaltener Puffer auf 37.0°C temperiert, wobei eine Über- bzw. Unterschreitung von 0.5°C toleriert wurde. Jedes Gefäß wurde nun mit 900 ml der Pufferlösung befüllt und die Paddles mit 50 Umdrehungen/min (rounds per minute, rpm) in Bewegung gesetzt. Nachdem sich die ge-

14

wünschte Temperatur von 37°C eingestellt hatte, wurde je 1 Tablette eines Präparats in 3 Gefäße jeweils im Abstand von 15 Sekunden eingebracht und die Stoppuhr gestartet. In geeigneten zeitlichen Abständen wurde anschließend mit einer 10 ml Pipette eine 3 ml Probe genommen. Das untere Ende der Pipette lag dabei ca. 1 cm über dem Rührblatt. Das entnommene Probevolumen wurde nicht ersetzt. Die Probe wurde mittels einer 5 ml Spritze durch einen Sterilfilter in ein 4.5 ml PPN-Röhrchen filtriert und die Extinktion bei 305 nm gemessen. Lag die Extinktion über 1.0 AU (absorption unit) so wurde mit dem Inkubationspuffer 1:5 verdünnt. Der Endwert einer 1:5-Verdünnung nach vollständiger Freisetzung und Auflösung lag bei 1.1 AU.

3.2 Bestimmung von Pantoprazol im Serum mit Hilfe der HPLC

Pantoprazol kann im Plasma empfindlich mit Hilfe der Hochleistungsflüssigkeitschromatographie (high perfomance liquid chromatography, HPLC) und photometrischer Detektion bei 290 nm bestimmt werden. Hierfür wurde eine HPLC-Methode entwickelt, die sich an bereits publizierte Methoden[81, 82, 111] anlehnt. Das Plasma der Probanden wurde vor der Injektion mit Acetonitril enteiweißt, Omperazol wurde als Interner Standard verwendet (Abb. 3).

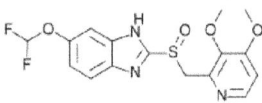

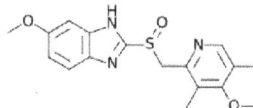

Pantoprazol   Omeprazol (Interner Standard)

Abb. 3: Chemische Strukturen von Pantoprazol und Omeprazol (Interner Standard).

3.2.1 Materialien

Allgemeine Laborgeräte

Megafuge 1.0R, Fa. Thermo, Osterode

Hettich Mikro 22, Fa. Hettich, Tuttlingen

REAX 2000 Mixer (Vortex Typ), Fa. Heidolph, Kelheim

REAX 2 Mischer (Über-Kopf-Schüttler), Fa. Heidolph, Kelheim

Finnpipette digital, Fa. VWR, Darmstadt

Eppendorf-Multipette, Fa. VWR, Darmstadt

Brand-Dispensette, Fa. VWR, Darmstadt

Substanzen

Omeprazol-ratiopharm NT 40 mg: 1 Durchsteckflasche enthält 44.19 mg Pulver, entspr. 42.6 mg
Ome-Na, entspr. 40 mg Omeprazol (sonstige Bestandteile Na-EDTA, NaOH); ChB: 74718; verw.
07/2009 (Ratiopharm, Ulm)

Pantozol®-Na-Sesquihydrat; ChB: 038514000, MatNr. 2926702; freigegeben bis 08.08.2009
(Nycomed, Konstanz)

Chemikalien

Methanol und Acetonitril HPLC-grade, Fa. Baker, Groß-Gerau

Sonstige Chemikalien, alles p.A., Fa. E. Merck, Darmstadt

Wasser gereinigt über Milli-Q-Vierfach Wasseraufbereitungsanlage, Fa. Millipore, Eschborn

3.2.2 Stammlösungen und Verdünnungen

Lösemittel

Als Lösemittel zur Herstellung der Stammlösungen und Verdünnungen diente eine Mischung aus
Methanol und Wasser, pH 10 (50:50, v/v). Der Interne Standard Omeprazol ist nur in basischem
Milieu stabil. Deshalb wurden bei der Herstellung zunächst 125 ml Wasser mit 50 µl Triethylamin
alkalisiert, die Lösung anschließend mit 1M HCl auf einen pH-Wert von 10 titriert und schließlich
125 ml Methanol zugefügt (MW5050-10)[84]. Aus Gründen der Einheitlichkeit wurde für Pantoprazol
das gleiche Lösemittel verwendet.

Stammlösungen

Zur Erstellung der Omeprazol Stammlösung (Omeprazol 800 µg/ml) wurde der Inhalt eines Infu-
sionsfläschchens mit 40 mg Omeprazol als Natriumsalz ad 50 ml in einem Messkolben mit
MW5050-10 gelöst.

Aus 28.2 mg Pantoprazol-Na-Sesquihydrat gelöst in 25 ml MW5050-10 ergab sich die Pantoprazol
Stammlösung (Pantoprazol 1000 µg/ml).

Aliquots der Stammlösungen zu je 600 µl wurden bei -20°C gelagert, nur einmal aufgetaut und die
Reste verworfen.

Verdünnungsreihe

Zum Erstellen der Verdünnungsreihe wurde die Pantoprazol Stammlösung zunächst mit
MW5050-10 auf 7 intermediäre Lösungen vorverdünnt (200, 100, 40, 20, 10, 4 und 2 µg/ml). Nach

Zugabe von humanem Leerplasma im Verhältnis 20:1 ergaben sich dann entsprechende Konzentrationen der Standardreihe (10, 5, 2, 1, 0.5, 0.2 und 0.1 µg/ml).

Kontrollen und Standards

Leerplasma dotiert mit 5 µg/ml Pantoprazol (KA) oder 0.5 µg/ml Pantoprazol (KB) wurden als Kontrollen mitgeführt. Als Standard diente eine Lösung mit 2 µg/ml Pantoprazol in Plasma.

Die Vorverdünnungen für Kontrollen und Standards wurden separat aus der Pantoprazol Stammlösung hergestellt und dann mit humanem Leerplasma im Verhältnis 1:20 gemischt. Kontrollen und Standards wurden gleich für mehrere Assays angesetzt und bis zur Analyse bei -20°C eingefroren.

Interner Standard

Omeprazol war als Interner Standard Bestandteil jeder Probe. Dazu wurden 125 µl der Omeprazol Stammlösung (800 µg/ml) ad 50 ml im Messkolben mit MW5050-10 auf 2 µg/ml verdünnt.

Referenzstandard

100 µl Pantoprazol (10 µg/ml) gemischt mit 500 µl Internem Standard (Omeprazol, 2 µg/ml) und 400 µl MW5050-10 ergaben den Referenzstandard Ome/Panto 1/1 µg/ml.

17

3.2.3 Chromatographisches System

Für die Analyse des Plasmas wurde folgendes chromatographisches System verwendet:

Apparatur: Pumpe LC 10AS oder 10ATvp, Autosampler SIL-10A, UV-Detektor SPD 10A oder 10AV, Steuer-/Auswertesystem CBM-20A/LCsolution (alles Fa. Shimadzu, Duisburg), Säulenofen ERC 125 (Fa. ERC, Riemering).

Säule: Synergi Max RP, 150x4.6 mm (Phenomenex, Aschaffenburg)

Temperatur: 35°C

Eluent: 620 ml 10 mM NH$_4$OAc, pH = 6.0, 380 ml MeCN, pH$_{res}$ = 6.4

Anm.: Der Anteil Puffer wurde nach den ersten Analysen geringfügig erhöht, um eine bessere Abtrennung anfänglich auftauchender schlecht abgetrennter Peaks zu erreichen.

Fluß: 1 ml/min (90 bar)

Retentions- Ome 3.8 min, Panto 4.5 min

zeit:

Detektion: UV bei 290 nm

LOD: ca. 100 pg „on column"

LOQ: 50-80 ng/ml

Nachweisgrenze on column (LOD)

Aus der Stammlösung wurde mit MW5050-10 eine Verdünnung von Pantoprazol 25 ng/ml hergestellt. Aliquots von 5-20 µl wurden in das HPLC-Gerät injiziert, das Signal-Rausch-Verhältnis manuell bestimmt und daraus die „Nachweisgrenze on column" (S/N = 3/1) berechnet.

Bestimmungsgrenze (LOQ)

Die Bestimmungsgrenze wurde als Konzentration definiert, bei der das Signal-Rausch-Verhältnis (S/N) 10:1 betrug. Sie wurde durch Ausmessen der Signale von Proben mit geringer Konzentration berechnet.

3.2.4 Probenvorbereitung

Die Plasmaproben wurden bis zur Analyse bei -65°C aufbewahrt und vor der Analyse in Eiswasser aufgetaut. Die Röhrchen wurden gevortext (REAX) und bei 4°C für 2 min bei 11000 rpm (Hettich Mikro 22) zentrifugiert. 100 µl des Plasmas wurden in 1.5 ml-Eppendorftubes vorgelegt und weitere 100 µl Interner Standard (2 mg/l Ome in MW5050-10) mit einer Multipette hinzupipettiert. Zum Ausfällen des Eiweißes wurden 200 µl Acetonitril (Brand Dispensette) zugegeben. Die Proben wurden erneut 2 Sekunden gemischt und für 15 min bei 4°C im Kühlschrank inkubiert. Nach dreiminütiger Zentrifugation bei 11000 rpm (Hettic Mikro 22) wurden 150 µl des Überstandes in HPLC-Minivials abpipettiert und davon 10-20 µl injiziert.

Um eventuelle „Systempeaks" zu erkennen und zu identifizieren wurde in jedem Assay ein Leerplasma mitgeführt, drei Standards zur Kalibrierung und je zwei Kontrollproben in hoher und niedriger Konzentration.

3.2.5 Auswertung

Die Auswertung der chromatographischen Peaks erfolgte über die LCSolution Software (Fa. Shimadzu, Duisburg). Die Peakhöhen und -flächen wurden in Excel® übertragen und nach der Methode des Internen Standards über die Höhen ausgewertet.

Da die Auswertung über die Peakflächen und Peakhöhen zum gleichen Ergebnis führen sollten, wurden übereinstimmende Werte zwischen beiden Auswertemethoden gleichzeitig als Indiz dafür gewertet, dass keine Fehler bei der Datenübertragung aufgetreten waren.

3.3 Bioverfügbarkeit von CellCept® bzw. myfortic® alleine und bei Komedikation von Pantoprazol bei gesunden Probanden

3.3.1 Studiendesign

Es handelte sich um eine offene, vergleichende, monozentrische, randomisierte, pharmakokinetische cross-over Studie.

3.3.2 Ethik und „Good clinical practice"

Die Prüfung wurde in Übereinstimmung mit §§ 40, 41 AMG 11 über den Schutz des Menschen bei der klinischen Prüfung und gemäß den Empfehlungen der Deklaration von Helsinki (zuletzt revidiert in Edinburgh, Schottland, Oct 2000) durchgeführt. Die Prüfung wurde vor Beginn durch das Bundesinstitut für Arzneimittel und Medizinprodukte (BfArM) genehmigt und durch die Ethik-Kommission des Klinikums der Universität Regensburg zustimmend bewertet. Gemäß den gesetzlichen Bestimmungen wurde eine Probandenversicherung abgeschlossen. Die Probanden gaben nach der medizinisch und ethisch notwendigen und einer ihrem Verständnis angemessenen Aufklärung über Wesen, Bedeutung und Tragweite der klinischen Prüfung durch den Prüfarzt ihre Einwilligung schriftlich. Die Einverständniserklärungen verbleiben im Besitz des Studienleiters, der die Unterlagen mindestens 10 Jahre aufbewahrt.

Die Übertragung von Probandendaten erfolgte durch den Studienleiter bzw. durch eine von ihm ermächtigte Person, die der ärztlichen Schweigepflicht unterlag, in vollständig anonymisierter Form in die Case Report Forms (CRF, Prüfbogen).

3.3.3 Medikation

Im Rahmen der Studie wurden folgende Prüfpräparate verwendet:

Medikation	Formulierung und Wirkstoffgehalt	Inhaber der Zulassung
CellCept®	1 Tablette enthält 500 mg Mycophenolat-Mofetil, entspr. 360 mg Mycophenolsäure	Fa. Roche Registration Limited, 6 Falcon Way, Shire Park, Welwy Garden City, AL7 1TW, UK. Ch.B.: M1772, verw. bis: 05/2010
myfortic®	1 magensaftresistente Filmtablette enthält 360 mg Mycophenolsäure	Fa. Novartis Pharma GmbH, Roonstrasse 25, 90429 Nürnberg Ch.B.: S0239, verw. bis: 06/2010
Pantozol®	1 magensaftresistente Tablette enthält 40 mg Pantoprazol	Nycomed GmbH, Byk-Gulden-Str. 2, 78467 Konstanz Ch.B.: 374086, verw. bis: 09/2010

Die Prüfmedikation wurde über die Apotheke des Universitätsklinikums Regensburg bezogen. Das Konzept der Studie gestattete, dass die Verpackung und Kennzeichnung der Handelsware nicht zu Studienzwecken verändert werden musste. Eine besondere Kennzeichnung der Prüfpräparate nach §5 GCP-V entfiel. Die Prüfmedikation wurde lichtgeschützt bei Raumtemperatur in einem abgeschlossenen Schrank gelagert, zu dem nur der Prüfarzt oder eine berechtigte Person Zugang hatte. Empfang, Verwendung und Verbleib der Prüfmuster wurden vom Prüfer im Prüfmusterbogen dokumentiert. Prüfmuster, die im Rahmen der Studie nicht verwendet wurden, wurden nach Studienende vernichtet.

Dokumentation

Zum Zwecke einer genauen Dokumentation wurden Dosierung und Verabreichungszeitpunkt (Tag/Monat/Jahr/h:min) der Prüfmedikation in die Prüfbögen (CRF) eingetragen. Die Einnahme der Prüfmedikation erfolgte in Anwesenheit des klinischen Prüfers oder eines für die Untersuchung verantwortlichen Mitarbeiters. Die Einnahme von Pantozol®, die z.T. außerhalb des Prüfzentrums erfolgte, wurde von den Probanden in einem Tagebuch protokolliert und dann entsprechend in die CRFs übernommen. Die Überprüfung der Compliance erfolgte durch Auszählen der Restmedikation.

Belastungsschema

Pro Teilstudie erhielten die Probanden eine Dosis von 40 mg Pantozol® zweimal täglich beginnend 4 Tage vor dem Kinetiktag. Die letzte Applikation erfolgte am Morgen vor der Einnahme von CellCept® bzw. myfortic®. Je die Hälfte der Probanden nahm Pantozol® vor dem ersten Kinetiktag bzw. vor dem zweiten Kinetiktag ein. Zwischen zwei Kinetiktagen wurde eine Auswaschphase von einer Woche, zwischen beiden Teilstudien ein Intervall von 3 Wochen eingehalten. Die Gesamtdosis von Pantoprazol in jeder Teilstudie war 9x 40 mg, die von MPA in jeder Studienperiode 720 mg, d.h. 2 Tabletten CellCept® à 500 mg MMF bzw. 2 magensaftresistente Filmtabletten myfortic® mit je 360 mg ecMPS.

3.3.4 Probandenselektion

Die Studie war allen Interessierten offen, die die Ein-/Ausschlusskriterien erfüllten. Am Lehrstuhl für Pharmakologie der Universität Regensburg wurde eine Probandendatei geführt. Zudem wurde am Schwarzen Brett innerhalb der Universität auf die Studie aufmerksam gemacht. Die Fragestellung war geschlechtsunabhängig. Es konnten Personen beiderlei Geschlechts teilnehmen. Unterschiede in den Geschlechtern in Bezug auf die Pharmakokinetik und Verträglichkeit waren nicht zu erwarten.

Einschlusskriterien

- Männlich oder weiblich
- 18 bis 45 Jahre
- gesund
- schriftliche Einverständniserklärung der Probanden
- Bodymaßindex innerhalb des vorgegebenen Bereichs (18-26 kg/m^2)

Ausschlusskriterien

- Teilnahme an klinischen Studien innerhalb eines Zeitraumes von 4 Wochen vor Verabreichung der Studienmedikation
- Fettleibigkeit oder Magersucht
- Blutspende oder ähnlicher Blutverlust innerhalb von 2 Monaten vor Studienbeginn
- Anamnestisch bekannte Überempfindlichkeit gegen eines der Prüfpräparate oder Arzneistoffe mit ähnlicher chemischer Struktur bzw. gegen einen der sonstigen Bestandteile der Prüfpräparate
- Probanden, die in den letzten 2 Wochen vor Beginn der Studie regelmäßig Medikamente eingenommen haben, die eine Enzyminduktion bewirken
- Probanden, die innerhalb der letzten 10 Halbwertszeiten vor Beginn der Studie regelmäßig Medikamente eingenommen haben, die eine Enzyminhibition bewirken
- Gleichzeitige Einnahme jeglicher Medikation (ausgenommen orale Kontrazeptiva)
- Probanden mit klinisch relevant von der Norm abweichenden Laborwerten
- Probanden, bei denen durch gastrointestinale Störungen die Resorption beeinträchtigt sein könnte
- Schwangerschaft und Stillzeit
- Probanden mit spezieller Diät (z.B. strenge Vegetarier)
- Medikamenten-, Drogen-, Alkoholmissbrauch in der Vorgeschichte
- Nikotin- oder Alkoholabusus
- Probanden, denen die Möglichkeit fehlt, in ständigem Kontakt mit dem Prüfarzt zu stehen
- Unzureichende Kooperation mit dem klinischen Prüfer (z.B. Verdacht auf „non-compliance")

- Vorliegen eines geistigen Zustandes, der es dem Betreffenden nicht möglich macht, das Wesen der Prüfung, deren Tragweite und möglichen Folgen zu verstehen

3.3.5 Laborbefund

Die im Prüfplan festgelegten Serum- und Urinparameter wurden vor Beginn und nach Ende der Studie bestimmt. Die laborchemischen Untersuchungen wurden durch das Institut für Klinische Chemie des Universitätsklinikums Regensburg durchgeführt, die Untersuchung des Urins am Lehrstuhl für Pharmakologie der Universität Regensburg. Eingeschlossen wurden nur Versuchsteilnehmer mit Laborparametern im Normalbereich oder nach Urteil des Arztes klinisch nicht relevanten Abweichungen.

3.3.6 Durchführung der Studie

Die Studie wurde von Juni 2008 bis August 2008 am Lehrstuhl für Pharmakologie der Universität Regensburg durchgeführt. Bei jedem Studienteilnehmer wurde innerhalb von 2 Wochen vor einer Teilprüfung eine Vorselektionierung vorgenommen, um geeignete Probanden in die Untersuchung aufzunehmen.

Das Screening umfasste folgende Maßnahmen:

- Körperliche Untersuchung und medizinische Anamnese einschließlich Alter, Geschlecht und ethnischer Zugehörigkeit
- Körpergröße und Körpergewicht
- Blutdruck und Herzfrequenz (Messung im Sitzen)
- EKG
- Kleines Blutbild (Hämoglobin, Hämatokrit, Leukozyten, Thrombozyten)
- Blutchemischer Status (Na+, K+, Harnsäure, Cholesterin, Triglyceride, Kreatinin, Gesamtbilirubin, GOT, AP, γ-GT)
- Urinstatus mit Combur-10-Test® (Dichte, Leukozyten, Nitrit, pH, Protein, Glucose, Ketonkörper, Urobilinogen, Bilirubin, Blut)
- Drogen-Screening (Opiate, Cannabinoide, Benzodiazepine, Amphetamine)
- Schwangerschaftstest (bei weiblichen Probanden)
- Probandenbefragung, Feststellung der Ein- und Ausschlusskriterien. Hierbei sollte nochmals auf Rauchgewohnheiten, Kaffee- und Teekonsum, Alkoholkonsum und spezielle Diäten (strenge Vegetarier) geachtet werden

Die für die Voruntersuchung ausgewählten Probanden erhielten in der Reihenfolge ihres Erscheinens eine fortlaufende Probandennummer. Nach Aufnahme in die Studie erhielten die Probanden eine Randomnummer (RdmNr.) gemäß dem Randomplan. Ersatzprobanden sollten das Belastungsschema des Probanden erhalten, den sie ersetzten. Die RdmNr. erschien auf allen Seiten des Prüfbogens, auf der Packung der Prüfmedikation sowie auf allen Probengefäßen des jeweiligen Probanden.

Tab. 2 gibt einen Überblick über den zeitlichen Ablauf einer Teilstudie.

Tab. 2: Ablauf einer Teilstudie im Überblick

	Screening		Periode 1				Periode 2		
	-14 bis -7	-4 bis -1	0	1	2	3 bis 6	7	8	9
Einverständniserklärung	X								
Medizinische Untersuchung	X								
EKG	X								
Blut-/Urinanalyse	X								
Drogen-Screening	X								
Ein-/Ausschlusskriterien	X		X				X		
Begleitmedikation	X		X	X	X		X	X	X
Vitalzeichen (RR/HF)	X		X				X		
Interkurrente Erkrankung			X	X	X		X		
Applikation MMF bzw. ecMPS[1]			X				X		
Applikation Pantozol® [2]		(X)	(X)[2]			(X)	(X)		
Blutentnahme für Kinetik [3]			X	X	X		X	X	X
AE s		(X) [4]	X	X	X	(X) [4]	X	X	X

1) CellCept® bzw. myfortic®
2) Bei jeweils der Hälfte der Probanden vor Periode 1 bzw. vor Periode 2
3) Vor Applikation (0) und nach 0.5, 1, 1.5, 2, 2.5, 3, 4, 5, 6, 8, 10,12, 24, 34, 48 h
4) Bei der jeweiligen Pantoprazol-Gruppe

Prämedikation mit Pantoprazol

Jeweils die Hälfte der Probanden nahm, beginnend am Tag 4 vor Kinetiktag 1 (erster Prüftag) bzw. Kinetiktag 2 (zweiter Prüftag) 1 Stunde vor dem Frühstück und dem Abendessen 1 Filmtablette mit 40 mg Pantoprazol ein. Im Einzelfall konnte die Medikation auch zwei Stunden nach dem Essen eingenommen werden, ausgenommen am Kinetiktag. Die Einnahme- und die Essenszeiten wurden dokumentiert. Sofern im Einzelfall die Medikation nicht vor dem Essen eingenommen werden konnte oder vergessen wurde, sollte die Einnahme 2 Stunden nach dem Essen erfolgen. Erfolgte auch diese Einnahme nicht, dann sollte diese Dosis ausgelassen werden. Die letzte Applikation erfolgte am Morgen zu Hause vor dem Verlassen der Wohnung, etwa eine knappe Stunde vor der Einnahme von CellCept® bzw. myfortic®.

23

1. Prüfperiode

Tab. 3 zeigt den Ablauf eines Kinetiktages.

Tab. 3: Detaillierter Ablauf und Blutabnahmezeitplan eines Kinetiktages

Messpunkt Nr.	t (h)	Toleranz (+/- min)	Blutprobe (~ 4 ml)	Weitere Untersuchungen/Aktivitäten
0	< -0,5		X	Erscheinen der Probanden im Institut, Legen der Verweilkanüle, Leerprobe
--	0			Applikation CellCept® bzw. myfortic®
1	0,5	3	X	
2	1	3	X	
3	1,5	3	X	
4	2	3	X	
				Frühstück (standardisiert)
5	2,5	3	X	
6	3	5	X	
7	4	5	X	
8	5	10	X	
				Mittagessen (standardisiert)
9	6	10	X	
				Nach ca. 7-8 h kleiner Snack
10	8	10	X	
11	10	10	X	
				Abendessen (nicht standardisiert)
12	12	10	X	
13	24	20	X	
14	34	60	X	
15	48	60	X	Nachuntersuchung am Ende des 2. Kinetiktages jeder Teilstudie

Die Probanden kamen nüchtern am jeweiligen Kinetiktag gegen 7 Uhr (Teilstudie I) bzw. 6:30 Uhr (Teilstudie II) ins Studienzentrum. Die Probanden der Pantozol®-Gruppe hatten am Studientag die letzte Tablette Pantozol® unmittelbar vor Verlassen ihrer Wohnung eingenommen (ca. 30 min früher). Es wurden Ein-/Ausschlusskriterien, interkurrente Erkrankungen, unerwünschte Ereignisse (adverse event, AE) und Begleitmedikation abgefragt und kontrolliert. Allen Probanden wurde eine Verweilkanüle in eine Armvene eingebracht und ca. 4 ml Blut entnommen (Blutprobe 0). Daraufhin erfolgte die Applikation der Prüfmedikation mit 240 ml Wasser gemäß Protokoll (2 Tabl. CellCept® 500 mg bzw. 2 Tabl. myfortic® 360 mg) gegen 7:30-8:00 Uhr. Die Probanden mussten bis 1 h nach Einnahme eine aufrechte Körperhaltung beibehalten.

Nach 2 Stunden wurde den Probanden ein fettarmes Standardfrühstück gereicht, bestehend aus ca. 250 ml Früchtetee, 2 Brötchen, 25 g Butter und ca. 50 g Marmelade. Entsprechend den unter-

24

schiedlichen Körpergewichten und Essensgewohnheiten der Probanden durfte die Menge Brötchen von 1.5 bis 2.5 Stück schwanken. Der jeweilige Proband war aber gehalten, die aufgenommene Nahrungsmenge an jedem Untersuchungstag strikt gleich zu halten.

Nach 5 Stunden erhielten alle Probanden ein standardisiertes Mittagessen (Pizza mit Wurst- oder Schinkenauflage). Nach 7-8 Stunden wurde den Probanden ein kleiner Imbiss in Form von Gebäck und Früchtetee angeboten, nach 10 Stunden ein Abendessen, das nicht standardisiert war. Zwischen Frühstück und Abendessen sollten die Probanden mindestens 1-1.5 l Mineralwasser trinken.

Am Vorabend eines Prüftags ab 22 Uhr, am Prüftag und am folgenden Morgen bis zur 24-h-Blutentnahme waren Rauchen, alkohol- oder koffeinhaltige Getränke nicht erlaubt. Die Einnahme von zusätzlicher Flüssigkeit war 0.5 h vor bis 1 h nach Einnahme der Prüfmedikation am Kinetiktag nicht gestattet.

Auswaschphase
Die Tage 1-6 dienten als Auswaschphase für die Prüfmedikation. Während der gesamten Prüfung waren die Probanden gehalten, einen normalen Tagesrhythmus einzuhalten und übermäßigen Alkoholgenuss zu meiden.

2. Prüfperiode
An Tag 7 (2. Kinetiktag) wiederholte sich der Ablauf von Tag 0. Bei der letzten Blutentnahme wurden zusätzlich ca. 10 ml Blut sowie eine Urinprobe für die klinisch-chemische Nachuntersuchung genommen. Danach war die Teilstudie beendet.

Zwischen Teilstudie I (CellCept®) und Teilstudie II (myfortic®) lag ein Intervall von 3 Wochen.

3.3.7 Probennahme
Die Blutentnahmen erfolgten mit Hilfe EDTA dotierter Röhrchen (4.5 ml EDTA Monovette®, Fa. Sarstedt, Nümbrecht) aus einer Armvene am Ellenbogen oder Unterarm entsprechend dem Blutabnahmezeitplan (siehe Tab. 3). Die Entnahme erfolgte am Kinetiktag bis 12 Stunden aus einer Verweilkanüle, sonst durch Punktion. Nach der Entnahme wurde die Verweilkanüle mit 1-2 ml physiologischer Kochsalzlösung (1 % an Liquemin® N 25000, Fa. Roche, Grenzach-Whylen) gespült, um ein Verstopfen der Kanüle zu vermeiden.

Um die Blutabnahmen nicht minutiös eintragen zu müssen, wurde eine Toleranz zwischen Soll-Zeit und Ist-Zeit der Blutabnahmen eingeführt, die sich am Abstand zur Einnahme der Medikation, dem Abstand zwischen benachbarten Messzeiten und der geschätzten Steigung der Blutkonzentrations-Zeit-Kurve orientierte (vgl. Tab. 3). Lag der Blutabnahmezeitpunkt (Ist-Zeit) innerhalb der Toleranz, so wurde die Abnahme nur durch Abhaken dokumentiert. Lag er außerhalb, so wurde die Abweichung von der Soll-Zeit in Minuten dokumentiert. Die Toleranzgrenzen waren so eng bemessen, dass Verstöße gegenüber der Soll-Zeit innerhalb der Toleranz auf keinen Fall messbare Auswirkungen auf die pharmakokinetischen Parameter (C_{max}, t_{max}, AUC) haben konnten.

3.3.8 Datenmanagement; Kennzeichnung, Handhabung und Lagerung der Proben

Alle Daten wurden manuell in Quelldatenblätter oder direkt in die CRFs eingetragen und von dort nach Beendigung der Datenerhebung in tabellarischer Form zusammengestellt. Nach Übertragen von einem in ein anderes Dokument wurden die Daten kontrollgelesen. Die Eintragungen der CRFs wurden stichprobenweise von den Unterzeichnenden des Berichts auf Vollständigkeit und Richtigkeit im Vergleich zu den Originaldaten überprüft.

Die entnommenen Blutproben wurden zentrifugiert und das Plasma in beschriftete Röhrchen gefüllt. Die Proben wurden am Kinetiktag bei -25°C und dann bis zum Versand in das Analysenlabor nach maximal 2 Wochen bei - 65°C aufbewahrt. Der Versand erfolgte in Trockeneis.

Die Beschriftung der Probenröhrchen enthielt den Studiencode (MPA-BV-1/1 für Teilstudie I bzw. MPA-BV-1/2 für Teilstudie II, die Probanden- und Probennummer, z.B. 1.2 (= Proband 1, Probe 2)). Für die jeweilige Prüfperiode 1 wurden weiße, für die Prüfperiode 2 rote Etiketten verwendet.

3.3.9 Analytik von Mycophenolsäure und Mycophenolsäure-Glucuronid

MPA und MPA-G wurden nach einer publizierten HPLC-Methode[96] bestimmt am Klinikum-Stuttgart, Katharinenhospital, Institut für Klinische Chemie und Laboratoriumsmedizin, Kriegsbergstr. 60, D-70174 Stuttgart. Die Bestimmungsgrenze war 50 ng/ml für MPA und 1 µg/ml für MPA-G.

3.3.9.1 Pharmakokinetische Berechnung

Die pharmakokinetischen Parameter von MPA und MPA-G wurden modell-unabhängig individuell aus den Plasmakonzentrationen aller Probanden ermittelt. Die maximalen Plasmakonzentrationen (C_{max}) und der zugehörige Zeitpunkt (t_{max}) wurden direkt aus den gemessenen Werten abgelesen.

Die Eliminationshalbwertszeit ($t_{1/2}$) wurde durch log-lineare Regression über die terminalen Konzentrations-Zeitpunkte berechnet. Es wurden die Messwerte ab dem Zeitraum 8-12 Stunden verwendet.

Die Berechnung der Fläche unter der Plasmakonzentrations-Zeit-Kurve (AUC) erfolgte mittels Trapezregel-Integration bis zum letzten Zeitpunkt (t_{last}), an dem messbare Konzentrationen gefunden wurden (AUC_t). Die Berechnung der Restfläche (AUC_{t-oo}) erfolgte durch Division dieser Konzentration mit der Eliminationskonstante, die sich aus der Halbwertszeit ermitteln lässt ($\lambda = \ln2/t_{1/2}$). Die Summe beider Flächen ergibt die AUC von Null bis Unendlich ($AUC_{oo} = AUC_t + AUC_{t-oo}$). Die Berechnungen wurden mit dem Tabellenkalkulationsprogramm Excel® durchgeführt.

3.3.9.2 Statistische Auswertung

Auszuwertende Variablen

Primär sollten die pharmakokinetischen Parameter von MPA bei Einnahme der verschiedenen Prüfmedikationen bestimmt und verglichen werden. Als sekundäre Zielparameter wurden die Parameter von MPA-G verglichen.

Zur Bioäquivalenzprüfung dienten folgende Größen:

AUC   Fläche unter der Plasmakonzentrations-Zeit-Kurve
C_{max} Maximale Plasmakonzentration
t_{max} Zeitpunkt der maximalen Plasmakonzentration
$t_{1/2}$ Eliminationshalbwertszeit

Statistische Methoden

Entsprechend den Empfehlungen für die Durchführung von Arzneimittel-Interaktionsstudien (Draft Guidance for Industry, Drug Interaction Studies – Study Design, Data Analysis, and Implications for Dosing and Labeling, FDA, Sep 2006 [35]) wurden die beiden Belastungsschemata auf Bioäquivalenz geprüft: CellCept®/Pantozol® (Test) vs. CellCept® (Referenz) bzw. myfortic®/Pantozol® (Test) vs. myfortic® (Referenz). Es wurden die Quotienten Test/Referenz für die Parameter C_{max} und AUC und die zugehörigen 90%-Konfidenzintervalle unter Verwendung eines Computerprogramms berechnet (BIOQPC V 1.2.2, erhalten von Dr. Steinijans, Byk-Gulden, Konstanz). Das Programm berechnet die Konfidenzintervalle mit Hilfe parametrischer und nicht-parametrischer Verfahren (ANOVA; Wilcoxon-Test) direkt aus den Daten und nach logarithmischer Transformation. Als Bioäquivalenzbereich wurde 80.0-125.0 % für AUC und C_{max} gesetzt (Bereich für logarithmierte Daten, Note for Guidance on the Investigation of Bioavailability and Bioequivalence, Committee for Proprietary Medicinal Products, London, 26 July 2001). Zur Beurteilung der Unterschiede in t_{max} wurden die individuellen Differenzen in t_{max} gebildet und basierend auf dem Wilcoxon-Test das Konfidenzintervall berechnet. Unterschiede in t_{max} wurden dann abgelehnt, wenn das 90%-Konfidenzintervall den Wert Null beinhaltete.

Zusätzlich wurden die Mittelwerte der pharmakokinetischen Parameter mit dem t-Test auf signifikante Unterschiede geprüft, auf dem Niveau $p < 0.05$.

4 Ergebnisse

4.1 Freisetzung von Mycophenolat-Mofetil aus CellCept® und Mycophenolat-Natrium aus myfortic® Tabletten

In Abb. 4 sind die Freisetzungsraten von MMF und ecMPS bei pH von 1-7 dargestellt.

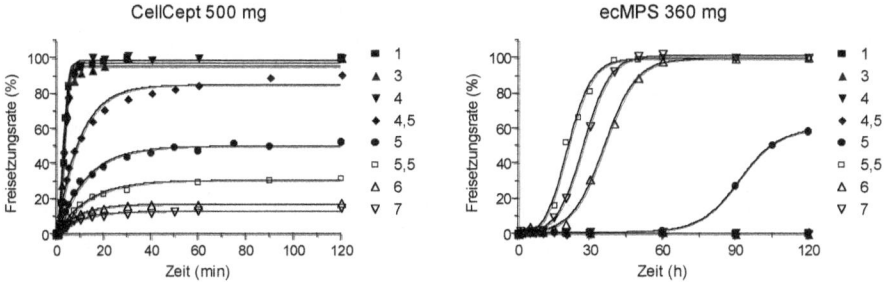

Abb. 4: Freisetzung und Auflösung von Mycophenolat-Mofetil aus einer Tablette CellCept® 500 mg (links) bzw. von Mycophenolat-Natrium aus einer Tablette myfortic® 360 mg (rechts) in einer Paddle-Apparatur bei 37°C und einer Rührergeschwindigkeit von 50 rpm in Abhängigkeit vom pH. Die einzelnen Messwerte entsprechend dem jeweiligen Mittelwert einer Dreifachbestimmung.

Mycophenolat-Mofetil (MMF) wurde bei pH 1-3 binnen 20 min quantitativ aus der Tablette freigesetzt, bei pH 4 dauerte es ca. 30 min, ab pH 4.5 wurde MMF nur noch zum Teil freigesetzt. Der Endwert war nach ca. 1 Stunde erreicht; er fiel von ca. 80% bei pH 4.5 auf 50 % bei pH 5 und unter 15 % bei pH 6 und 7.

Die magensaftresistente Tablette myfortic® (ecMPS) war bei pH 1-4.5 über 2 Stunden stabil, bei pH 5 setzte nach 1 Stunde die Freisetzung ein, nach 2 Stunden waren gut 50 % Wirkstoff freigesetzt; die Menge blieb aber bis 4 Stunden gleich. Ab pH 5.5 wurde die Mycophenolsäure (MPA) nach einer Latenzzeit von 15-20 Minuten teilweise, innerhalb von weiteren 45 Minuten vollständig freigesetzt.

Abb. 5 (nächste Seite) zeigt die Freisetzungsrate nach 1 Stunde von MMF aus CellCept® und von ecMPS aus myfortic® bei verschiedenen pH-Werten. Deutlich erkennbar ist der Sprung bei myfortic® von pH 5 auf 5.5.

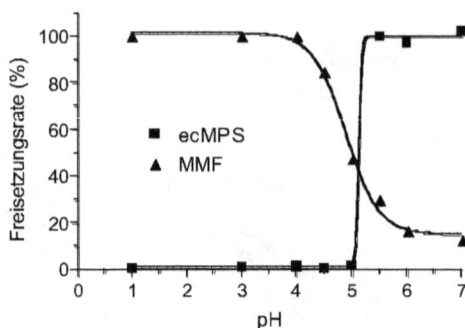

Abb. 5: Freisetzungsrate und Auflösung von Mycophenolat-Mofetil aus einer Tablette CellCept® 500 mg bzw. von Mycophenolat-Natrium aus einer Tablette myfortic® 360 mg in einer Paddle-Apparatur bei 37°C und einer Rührergeschwindigkeit von 50 rpm in Abhängigkeit vom pH nach einer Stunde.

4.2 Bestimmung von Pantoprazol im Plasma mit Hilfe der HPLC

4.2.1 Charakterisierung des chromatographischen Trennsystems

Die Analyse der Proben erfolgte unter den Bedingungen der reversed-phase Chromatographie an modifiziertem Kieselgel mit Phosphatpuffer-Acetonitril als mobiler Phase. In Vorversuchen wurde mit dem gleichen Eluenten (600 ml 1 mM NH_4OAc, pH 6.0 mit HOAc, 400 ml Acetonitril) folgende reversed-phase-Materialien getestet: Synergi Fusion RP, Max-RP, PFP (Pentafluorphenyl), Polar-RP, Hyperclone (Fa. Phenomenex, Aschaffenburg), Pyramid C18-ec (Fa. Machery u. Nagel, Düren) (Abb. 6).

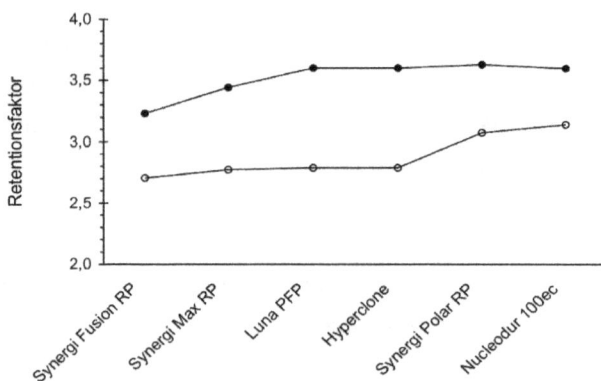

Abb. 6: Retentionsfaktoren von Omeprazol (offene Kreise) und Pantoprazol (geschlossene Kreise) an verschiedenen RP-Materialien. Eluent: 600 ml 10 mM NH_4OAc, pH = 6.0 mit HOAc, 400 ml Acetonitril. Fluss 1 ml/min, Säulentemperatur 35 °C. Säule 150x4.6 mm bei Synergi Fusion-RP, Max-RP 4 µm, Polar-RP 4 µm; Luna PFP 3 µm, Hyperclone 3 µm; Säule 125x4.6 mm bei Nucleodur 100-ec 3 µm

Alle getesteten Säulen erwiesen sich auf Grund der Selektivität als geeignet. Pantoprazol und der interne Standard Omeprazol waren gut voneinander getrennt und eluierten mit einem Retentionsfaktor von 2.5-3.7. Während der Methodenentwicklung wurden jedoch in Testseren zwei kleine interferierende Peaks gefunden, die an Synergi Max-RP am besten von Omeprazol und Pantoprazol abgetrennt waren, weshalb dieses Material gewählt wurde.

4.2.2 Analytische Kenndaten

Die Linearität wurde an Hand von Standardreihen im Konzentrationsbereich von 0.1 bis 10 mg/l Pantoprazol nachgewiesen (Tab. 4).

Tab. 4: Linearität der Bestimmung von Pantoprazol in Plasma. Angegeben sind: Berechnete Mittelwerte und Korrelationskoeffizienten für die Linearität aus n = 4 Kalibrierungsgeraden in Doppelbestimmung bei Auswertung gemäß y = m*x über die Höhen bzw. Flächen, sowie die berechneten Werte bei Auswertung über Einpunktkalibrierung.
Abk.: MW Mittelwert, rSD relative Standardabweichung/-deviation, Bias Abweichung des Messwerts vom Sollwert, r_{Min} niedrigster Wert des Korrelationskoeffizienten einer der Kalibrierungsgeraden.

Soll	Geradengleichung: y = m*x						Einpunktkalibrierung bei 2 µg/ml					
	Fläche			Höhe			Fläche			Höhe		
	MW	rSD	Bias	MW	RSD	Bias	MW	rSD	Bias	MW	RSD	Bias
µg/ml	µg/ml	%	%	µg/ml	%	%	ng/ml	%	%	ng/ml	%	%
0,1	0,095	7,7	-5,1	0,094	8,3	-6,0	0,098	8,6	-2,1	0,096	8,6	-3,7
0,2	0,187	7,0	-6,4	0,192	7,2	-4,0	0,193	3,9	-3,7	0,196	2,8	-1,9
0,5	0,458	4,1	-8,4	0,463	3,5	-7,4	0,472	4,5	-5,5	0,474	4,4	-5,2
1,0	0,939	3,3	-6,1	0,953	4,5	-4,7	0,968	3,1	-3,2	0,975	2,9	-2,5
2,0	1,942	5,4	-2,9	1,957	6,4	-2,1	2,000	- - - - - - - - - Kalibrator - - - - - - - - -					
5,0	4,966	2,1	-0,7	5,002	3,1	0,0	5,121	3,7	2,4	5,121	4,1	2,4
10,0	10,037	0,8	0,4	10,014	1,1	0,1	10,361	6,4	3,6	10,270	7,6	2,7
r_{min}	0,99987			0,99982								

Die Fehler bei Auswertung über die Höhe waren geringfügig kleiner als bei Auswertung über die Fläche, weshalb die Peakhöhenmethode für die Berechnung verwendet wurde. Die Präzision war bei niedrigen Konzentrationen geringer (SD größer) und die Abweichung vom Sollwert (Bias) größer als bei höheren Konzentrationen, weil für alle Messwerte der Wichtungsfaktor „1" verwendet wurde. Dadurch erhielten die kleineren Konzentrationen ein geringeres Gewicht im Vergleich zu den hohen Konzentrationen. Die Präzision war aber bei der geringsten Konzentration von 0.1 µg/ml noch besser als 10%. Die Korrelationskoeffizienten für die Linearität waren stets besser als 0.9998.

Zusätzlich wurden die Konzentrationen der Verdünnungsreihe berechnet unter Verwendung eines einzigen Kalibrators von 2 µg/ml Pantoprazol. Die Präzision und Richtigkeit der berechneten Werte war vergleichbar mit der Auswertung über die Standardgerade. Für die Routine konnte deshalb die weniger aufwendige Einpunktkalibrierung bei mittlerer Konzentration verwendet werden.

Inter-Assay- und Intra-Assay-Präzision wurden berechnet aus dem Ergebnis von bei der Analyse der Probandenproben in Doppelbestimmung mitgeführten Kontrollproben in Plasma. Präzision und Bias waren besser als 6% (Tab. 5).

Tab. 5: *Inter-(CV$_{inter}$) und Intra-Assay-Variation (CV$_{intra}$) sowie Richtigkeit (Accuracy, ausgedrückt als prozentuale Abweichung, Bias) der Bestimmung von Pantoprazol in Plasma, ermittelt an Hand dotierter Kontrollproben, die bei den Assays (n = 11) in Doppelbestimmung mitgeführt wurden.*

	Auswertung über die Fläche				Auswertung über die Höhe			
Soll (µg/ml)	Ist (µg/ml)	Bias (%)	CV$_{intra}$ (%)	CV$_{inter}$ (%)	Ist (µg/ml)	Bias (%)	CV$_{intra}$ (%)	CV$_{inter}$ (%)
5,00	4,95	- 1,0	4,4	5,5	4,92	- 1,6	3,3	5,1
0,50	0,470	- 6,0	4,6	5,9	0,475	- 5,0	3,4	4,1

Die Proben von 8 Probanden wurden zweimal analysiert. Die Konzentrationen bei der Wiederholungsanalyse betrugen bei Auswertung über die Fläche bzw. Höhe 105% bzw. 103% (rSD 8.3% bzw. 6.0%) der Werte der ersten Analyse. Die Korrelation der beiden Analysen über den Konzentrationsbereich von 0.05 µg/ml bis 6 µg/ml war sehr gut (Abb. 7).

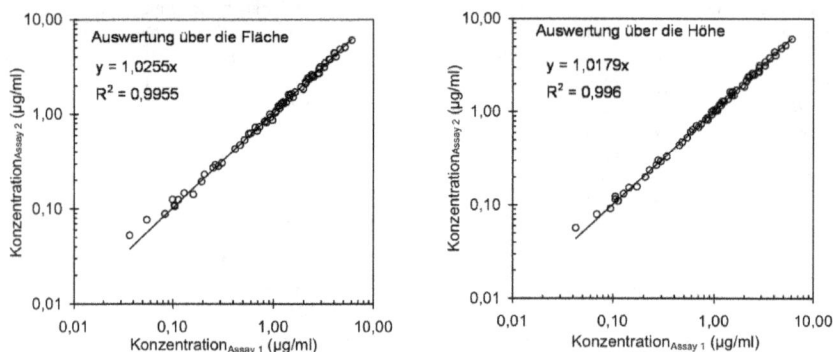

Abb. 7: *Korrelation der Plasmakonzentrationen von Pantoprazol zwischen Analyse und Wiederholungsanalyse (links: Auswertung über die Fläche, rechts über die Höhe). Zur besseren Übersicht wurde ein logarithmischer Maßstab gewählt.*

Die Wiederfindung von Pantoprazol wurde an Hand der dotierten Standard- und Kontrollproben und für den internen Standard Omeprazol auch aus den Plasmaproben der Probanden bestimmt. Die Wiederfindung war für alle Substanzen vergleichbar. Sie betrug bei Auswertung über die Fläche/Höhe für Pantoprazol 112.0 ± 3.6 %/106.0 ± 2.7 % und für den internen Standard Omeprazol 111.7 ± 3.7/107.9 ± 4.0 %. Zu der scheinbar mehr als quantitativen Wiederfindung kann beitragen, dass der Volumenverlust durch das ausgefällte Protein nicht berücksichtigt wurde. Die scheinbar geringere Wiederfindung über die Höhen deutet auf eine minimale Peakverbreiterung der Signale in den Proben im Vergleich zum wässrigen Standard hin.

Die Bestimmungsgrenze wurde zu 80 ng/ml berechnet. Durch Injektion größerer Probenvolumina oder durch Aufkonzentration der Proben kann die Bestimmungsgrenze erniedrigt werden.[84]

Während der Analysen (ca. 500 Injektionen) nahm die Bodenzahl der verwendeten Säule ab, sodass gegen Ende der Analysen die Bestimmungsgrenze nur durch Injektion von 20 µl statt 10 µl Probe gehalten werden konnte.

Die Proben waren in der Injektionslösung mindestens über Nacht bei Raumtemperatur stabil.

Abb. 8 (nächste Seite) zeigt Chromatographiebeispiele der Analyse. In Plasmen gesunder Probanden wurden keine interferierenden Peaks zu den Retentionszeiten von Omeprazol oder Pantoprazol gefunden.

A *(A081007b_01): Wässrige Lösung von Omeprazol (Ome, i.S.) und Pantoprazol (Panto) mit je 1 mg/l*

B *(A081007c_01): Leerplasma*

C *(A081007c_02): Plasmastandard mit Ome/Panto je 2 mg/l*

D-G: *Plasma RdmNr. 8 nach Einnahme der 9. Dosis von 40 mg Pantoprazol 2x tgl.*

D *(A081007c_05): nach ca. 0.5 h (<0.1 mg/l)*
E *(A081007c_07): nach ca. 2 h (1.55 mg/l)*
F *(A081007c_12): nach ca. 5 h (0.177 mg/l)*
G *(A081007c_15): nach ca. 9 h (<0.1 mg/l)*

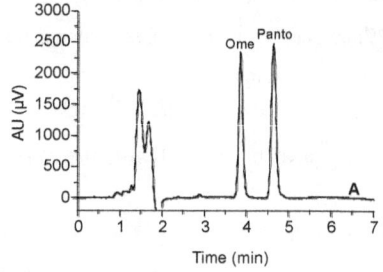

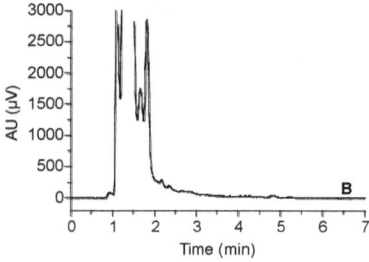

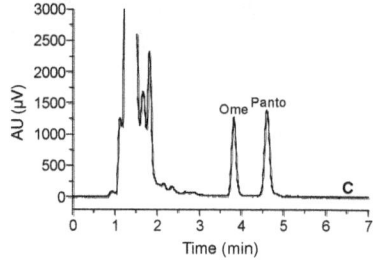

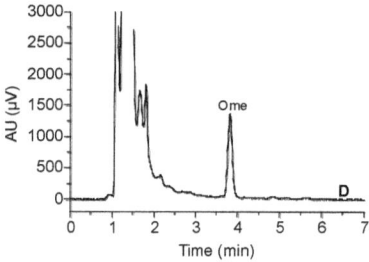

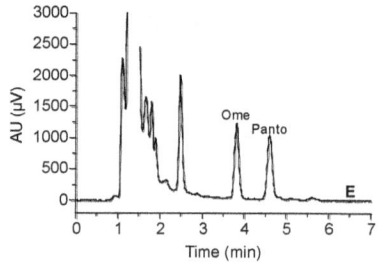

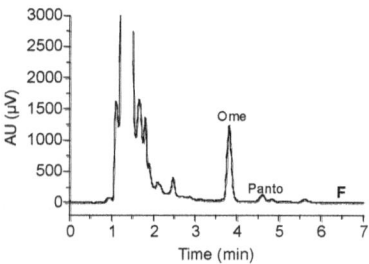

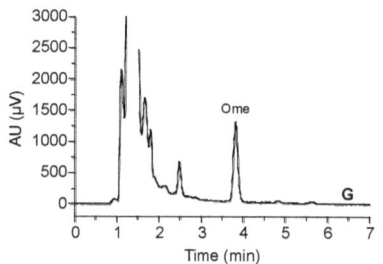

Abb. 8: Chromatographiebeispiele

34

4.2.3 Plasmakonzentrationen und pharmakokinetische Parameter von Pantoprazol

Die Probanden nahmen 40 mg Pantoprazol zweimal täglich beginnend vier Tage vor dem Kinetik-tag ein, die letzte Dosis am Morgen des Kinetiktages, im Mittel ca. 40 min (MMF) bzw. ca. 30 min (ecMPS) vor der ersten Blutabnahme (Leerwert für CellCept® bzw. myfortic®). Abb. 9 zeigt den Plasmakonzentrations-Zeit-Verlauf von Pantoprazol bei den Probanden nach der letzten Applika-tion am Kinetiktag. Es sind dabei nur die Daten der 11 Probanden dargestellt, die an beiden Stu-dienteilen teilnahmen.

Nach z.T. sehr unterschiedlich langen Lag-Phasen zwischen 0.7 bis 3.5 Stunden, entsprechend der Absorptionscharakteristik für eine magensaftresistente Formulierung, steigen die Kurven steil an und erreichen durchschnittlich nach 2.9 Stunden ihre Spitzenkonzentrationen, welche jedoch zeit-lich interindividuell relativ breit streuen. Insgesamt wirken beide Kurvenscharen recht uneinheit-lich. Unter ecMPS zeigten die Einzelkurven von Pantoprazol Maxima bei zwei bzw. vier Stunden nach Einnahme, und es kam so im Mittel zu einem doppelgipfeligen Verlauf.

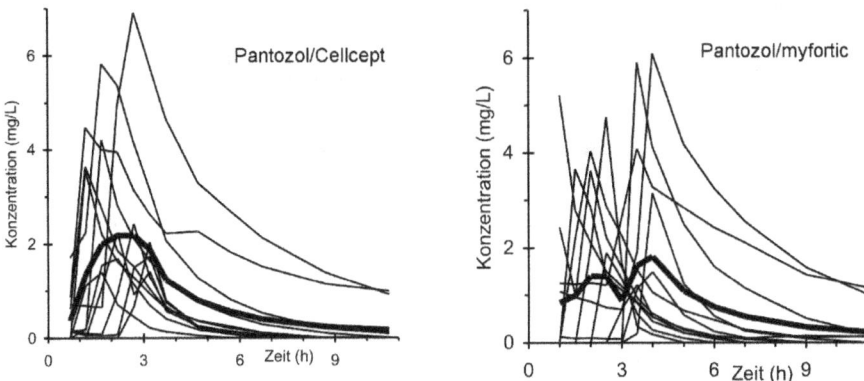

Abb. 9: Plasmakonzentrations-Zeit-Verlauf von Pantoprazol bei gleichzeitiger Einnahme von CellCept® oder myfortic® bei 11 gesunden freiwilligen Probanden (6m/5w). Die fett gezeichnete Kurve beschreibt jeweils den Mittelwert.

In Tab. 6 sind die pharmakokinetischen Parameter der 11 Probanden zusammengefasst, die an beiden Studienteilen teilnahmen:

Tab. 6: Pharmakokinetische Parameter von Pantoprazol bei Teilstudie I (MMF) und Teilstudie II (ecMPS).

Prb.	C_{max} (μg/ml) MMF	ecMPS	t_{max} (h) MMF	ecMPS	$t_{1/2}$ (h) MMF	ecMPS	AUC_{oo} (μg*h/ml) MMF	ecMPS	RestFl (% AUC_{oo}) MMF	ecMPS
1	4,21	4,20	2,5	2,0	1,8	1,5	9,68	9,48	2,7	2,6
3	4,48	4,23	2,0	3,5	6,0	4,6	31,41	29,64	31,3	26,7
4	3,64	5,17	2,0	1,0	1,5	1,1	7,66	9,10	3,2	1,4
5	6,91	6,08	3,5	4,0	3,5	2,8	35,95	27,30	19,4	15,2
7	5,83	5,91	2,5	3,5	1,8	1,6	18,38	13,77	2,8	3,2
9	3,56	3,14	2,0	4,0	1,6	0,9	6,69	4,80	3,7	2,2
10	2,04	1,22	4,0	3,5	0,7	0,7	3,05	1,70	3,2	4,8
12	1,74	1,90	4,0	2,5	0,9	0,6	3,43	2,25	1,3	3,8
13	1,69	1,54	3,0	4,0	0,9	0,8	3,54	2,75	3,1	4,6
14	1,40	4,78	2,5	2,5	0,9	0,3	2,21	4,47	2,9	1,6
15	2,25	3,70	3,0	2,5	1,3	1,0	4,31	6,22	3,1	1,7
n	11	11	11	11	11	11	11	11	11	11
MW	3,43	3,81	2,82	3,00	1,9	1,5	11,48	10,13	7,0	6,2
SD	1,82	1,69	0,75	0,97	1,6	1,2	11,92	9,76	9,5	7,8
RSD	53	44	27	32	82	85	104	96	136	127
Median	3,56	4,20	2,50	3,50	1,5	1,0	6,69	6,22	3,1	3,2
Min	1,40	1,22	2,00	1,00	0,7	0,3	2,21	1,70	1,3	1,4
Max	6,91	6,08	4,00	4,00	6,0	4,6	35,95	29,64	31,3	26,7

Die mittleren individuellen Maximalkonzentrationen (C_{max}) an den Studientagen lagen bei 3.4 μg/ml (MMF) bzw. 3.8 μg/ml (ecMPS) und waren damit vergleichbar groß. Die ausgeprägte Streubreite der C_{max}-Werte spiegelte sich dabei in den großen relativen Standardabweichungen (rSD) von 52% bzw. 42% wider. Die mittlere Fläche unter der Konzentrations-Zeit-Kurve (AUC_t) war mit 9.3 (MMF) bzw. 8.6 μg*h/ml (ecMPS) ebenfalls vergleichbar. Der Mittelwert wurde dabei jedoch durch 2 Extremwerte verzerrt, welche mit 21.6 bzw. 21.7 μg*h/ml (Prb. 3) und 29.0 bzw. 23.1 μg*h/ml (Prb. 5) jeweils deutlich über der doppelten Standardabweichung (16.5 bzw. 14.5 μg*h/ml) lagen.

Die Probanden 3 und 5 wiesen zudem deutlich längere Halbwertszeiten (zwischen 2.8 und 6 Stunden) auf und die Restflächen ($AUC_{tlast-oo}/AUC_{oo}$*100 %) von im Mittel 29% bzw. 17.3% lagen über bzw. nahe an der Grenze von 20%, die bei vergleichenden Bioverfügbarkeitsuntersuchungen nicht überschritten werden soll.[26]

4.3 Untersuchung zur Bioverfügbarkeit von CellCept® bzw. myfortic® alleine und bei Komedikation von Pantoprazol bei gesunden Probanden

4.3.1 Probandenpopulation

Es wurden 12 Probanden (6m/6w) in jede Teilstudie aufgenommen. Es war vorgesehen, jedoch nicht Bedingung, dass die Probanden an beiden Teilstudien teilnehmen. 11 von 12 Probanden nahmen an beiden Teilstudien teil. Proband 2 war nur in Teilstudie I, Proband 8 nur in Teilstudie II. Die Studienteilnehmer waren Studenten und Doktoranden der Pharmazie, Chemie, Biologie und Physik der Universität Regensburg. Das Alter lag bei 23 - 32 Jahren (Median 25 Jahre), das Körpergewicht bei 50 – 85 kg (Median 73 kg), die Körpergröße bei 160 – 189 cm (Median 175 cm), der BMI bei 18.6 – 26.8 (Median 22.5) (Tab. 7, nächste Seite).

Alle Probanden erfüllten die Ein- und Ausschlusskriterien, die protokollierte Obergrenze des BMI von 26 wurde in zwei Fällen knapp überschritten (Prb. 8: BMI 26.8 kg/m^2, Prb. 9: BMI 26.4 kg/m^2). Die Daten aller Probanden standen für die Auswertung zur Verfügung.

Tab. 7: Demographische Daten der Probanden. Proband 2 nahm nur an Teilstudie I teil, Proband 8 nur an Teilstudie II.

Prb,Nr.	Rdm.Nr.	Init.	Sex	Alter a	Gew. kg	Größe cm	BMI kg/m^2	Broca-Index %
1	8	FK	w	24	58	165	21,3	89
2	4	PN	w	24	61	168	21,6	90
3	7	ZC	w	32	72	175	23,5	96
4	10	WS	w	24	55	168	19,5	81
5	9	RD	w	24	50	164	18,6	78
7	4	SE	w	23	50	160	19,5	83
8	11	SA	w	24	72	168	25,5	106
9	1	PM	m	29	85	178	26,8	109
10	3	BT	m	28	81	175	26,4	108
12	2	SM	m	23	75	189	21,0	84
13	5	FM	m	26	79	184	23,3	94
14	12	DMa	m	30	76	180	23,5	95
15	6	DMi	m	29	80	183	23,9	96
Alle Probanden:			n	13	13	13	13	13
			MW	26,2	68,8	173,6	22,7	93,1
			SD	3,1	12,3	8,9	2,7	10,1
			rSD	11,7	17,9	5,1	11,8	10,9
			Median	24	72	175	23,3	94
			Min	23	50	160	18,6	78
			Max	32	85	189	26,8	109
Teilstudie I:			n	12	12	12	12	12
			MW	26,3	68,8	174,1	22,5	92,3
			SD	3,1	13,1	9,1	2,7	9,9
			rSD	11,8	19,0	5,2	11,9	10,8
			Median	25	73,5	175	22,5	92
			Min	23	50	160	18,6	78
			Max	32	85	189	26,8	109
Teilstudie II:			n	12	12	12	12	12
			MW	26,3	69,4	174,1	22,7	93,3
			SD	3,1	12,7	9,1	2,8	10,5
			rSD	11,8	18,2	5,2	12,2	11,3
			Median	25	73,5	175	23,4	95
			Min	23	50	160	18,6	78
			Max	32	85	189	26,8	109
Teilstudie I und II:			n	11	11	11	11	11
			MW	26,5	69,2	174,6	22,5	92,2
			SD	3,2	13,2	9,3	2,8	10,3
			rSD	12,0	19,1	5,3	12,2	11,1
			Median	26	75	175	23,3	94
			Min	23	50	160	18,6	78
			Max	32	85	189	26,8	109

4.3.2 Anamnese und Voruntersuchung

Die Probanden wurden innerhalb von 2 Wochen vor Versuchsbeginn körperlich untersucht. Bei der Anamneseerhebung wurden keine Erkrankungen in der Vorgeschichte festgestellt, die auf das Versuchsergebnis hätten Einfluss nehmen können. Auch eine regelmäßige Medikamenteneinnahme, mit Ausnahme hormoneller Kontrazeptiva, lag bei keinem der Probanden vor.

4.3.3 Prämedikation mit Pantoprazol

Entsprechend den Probandentagebüchern erfolgte die morgendliche Einnahme von Pantozol® in Teilstudie I (CellCept®) bzw. Teilstudie II (myfortic®) mindestens 0.4 bzw. 0.5 Stunden (Median 1.1 bzw. 1.3 Stunden) vor dem Essen, die abendliche Einnahme mindestens 0.5 bzw. 0.6 Stunden (Median 1.25 bzw. 1.2 Stunden) vor dem Essen ein. In Teilstudie I wurde Pantozol® achtmal nach dem Abendessen eingenommen, der Abstand betrug mindestens 1.3 Stunden (Median 2 Std.). In Teilstudie II erfolgte die abendliche Einnahme zweimal 2 Stunden nach dem Abendessen. An den jeweiligen Kinetiktagen betrug der Abstand von der Einnahme bis zum Standardfrühstück jeweils 3 bis 3.25 Stunden.

4.3.4 Verträglichkeit

Schwerwiegende, unerwünschte Ereignisse (serious adverse events, SAEs) traten bei der Studie nicht auf. Es kam zu keinen Abbrüchen oder Unterbrechungen aufgrund von Unverträglichkeit, sodass alle Probanden die Studie mit der vorgesehenen Dosis protokollgerecht abschlossen.

Alle Medikamente inklusive Pantozol® wurden gut vertragen (Tab. 8, nächste Seite). In Teilstudie I wurden insgesamt 14 Episoden unerwünschter Ereignisse (AEs) dokumentiert, davon standen möglicherweise drei in Zusammenhang mit der Studienmedikation und wurden deshalb als „verdächtig" eingestuft. In Teilstudie II waren es 8 AEs, davon galten zwei als „verdächtig". Grundsätzlich kann aber wegen des offenen Charakters der Studie der Kausalzusammenhang der AEs mit der Dosis oder der Prüfmedikation nicht beurteilt werden

Tab. 8: Liste der registrierten unerwünschten Ereignisse (AEs) und Beurteilung des Zusammenhangs zur Studienmedikation als „verdächtig".

Teilstudie	Medikation	RdmNr.	AE	„Verdächtig"
I	CellCept®/Pantozol®	2, 7[1]	Kopfschmerzen	nein
		4	Nasenbluten	nein
		12	Durchfall 36 h nach Einnahme	nein
	CellCept®	1,6	Kopfschmerzen	nein
		3	Gelenkschmerzen	nein
		4	Sodbrennen	ja
		8	Schwellung Nähe Einstichstelle der Verweilkanüle	nein
	Pantozol®	6	Sodbrennen	nein
		3	Magenbrennen	nein
		12	Unwohlsein	ja
		3, 4	Völlegefühl	ja

1) Ibuprofen 400 mg, 15 h nach Einnahme der Studienmedikation

(Fortsetzung auf der nächsten Seite)

Teilstudie	Medikation	RdmNr.	AE	„Verdächtig"
II	myfortic®/Pantozol®	5	Sodbrennen	ja
	myfortic®	9	Husten	nein
	Pantozol®	2	Oberbauchschmerzen	Ja
		4	Übelkeit	nein
		4	Erbrechen	nein
		5	Hitzegefühl i.d. Fingerspitzen	nein
		$8^{1)}$	Kopfschmerzen	nein
		$10^{1)}$	Kopfschmerzen	nein

1) 1x Aspirin 500 mg, jeweils vor dem Kinetiktag

Während der Teilstudie I traten bei 4 Probanden interkurrente Erkrankungen auf. Probanden mit der RdmNr. 7 bzw. 9 bekamen Lippenherpes bzw. eine Rhinitis. Zwei Probanden nahmen gegen Kopfschmerzen bei interkurrenten Erkrankungen je ein Tablette Paracetamol 500 mg ein. Der Zusammenhang zur Prüfmedikaton wurde durch den Prüfarzt jedoch bei allen Erkrankungen als „nicht verdächtig" eingestuft.

Nach Ende der letzten Untersuchungsperiode einer Teilstudie wurden die Probanden nochmals klinisch-chemisch untersucht. Wie bei der Voruntersuchung wurden in einigen Fällen Messwerte außerhalb des Referenzbereichs erhalten. Alle Messwerte außerhalb des Referenzbereichs waren jedoch nach Einschätzung des untersuchenden Arztes nicht von klinischer Bedeutung.

4.3.5 Pharmakokinetik von CellCept® bzw. myfortic® bei alleiniger Einnahme und zusammen mit Pantozol®

Die Unterschiede zwischen den jeweiligen Konzentrations-Zeit-Verläufen von Test- und Referenzmedikation werden im direkten Vergleich deutlich (Abb. 10). Nach Einnahme der schnell freisetzenden Tablette CellCept® wurden binnen weniger als einer Stunde die Spitzenkonzentrationen erreicht, die Kurvenschar wirkte einheitlich; bei Komedikation von Pantoprazol halbierten sich in etwa die Spitzenkonzentrationen und die Kurvenschar fächerte mehr auf. Nach 6 bis 8 Stunden war ein zweites, flaches Maximum erkennbar.

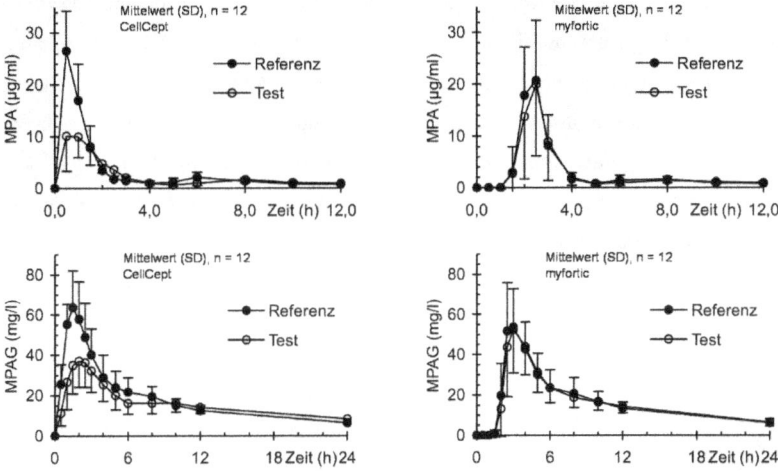

Abb. 10: Plasmakonzentrationen von MPA und MPA-G bei 12 gesunden Probanden (6m/6w) nach oraler Applikation von zwei Tabletten CellCept® 500 mg bzw. myfortic® 360 mg. Volle Kreise: alleinige Einnahme, Leere Kreise: bei gleichzeitiger Gabe von Pantoprazol 2x40 mg täglich.

Die Veränderungen waren noch sichtbarer beim Zeitausschnitt von 0 bis 4 Stunden (Abb. 11).

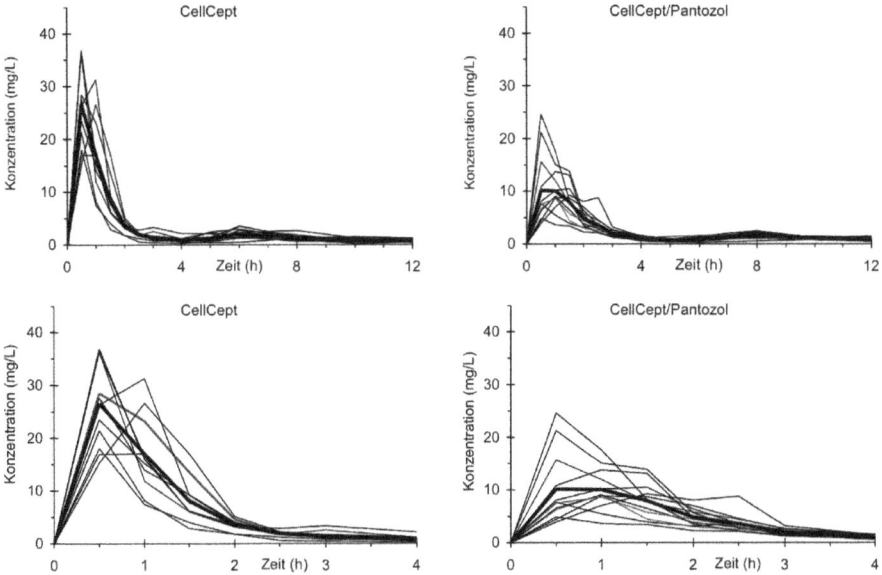

Abb. 11: Plasmakonzentrations-Zeit-Verlauf von Mycophenolsäure bei 12 gesunden freiwilligen Probanden (6m/6w) nach oraler Applikation von zwei Tabletten CellCept® 50 mg. Die fett gezeichnete Kurve zeigt den Mittelwert.

Die Plasmakonzentrations-Zeit-Kurve von Mycophenolsäure nach Einnahme der magensaftresistenten Tablette myfortic® war gekennzeichnet durch eine Lag-Phase von 1 bis 1.5 Stunden, einem folgenden schnellen Anstieg und schnellen Abfall zwischen 2.5 und 5 Stunden. Die Komedikation von Pantoprazol nahm keinen Einfluss, die Maximalkonzentrationen schienen zeitlich etwas breiter zu streuen. Die Halbwertsbreite der Konzentrationen betrug kaum mehr als eine Stunde, was deutlich wird beim Ausschnitt des Zeitraums von 0 bis 4 Stunden. Wieder zeigte sich nach 6 bis 8 Stunden ein zweites, flaches Maximum (Abb. 12).

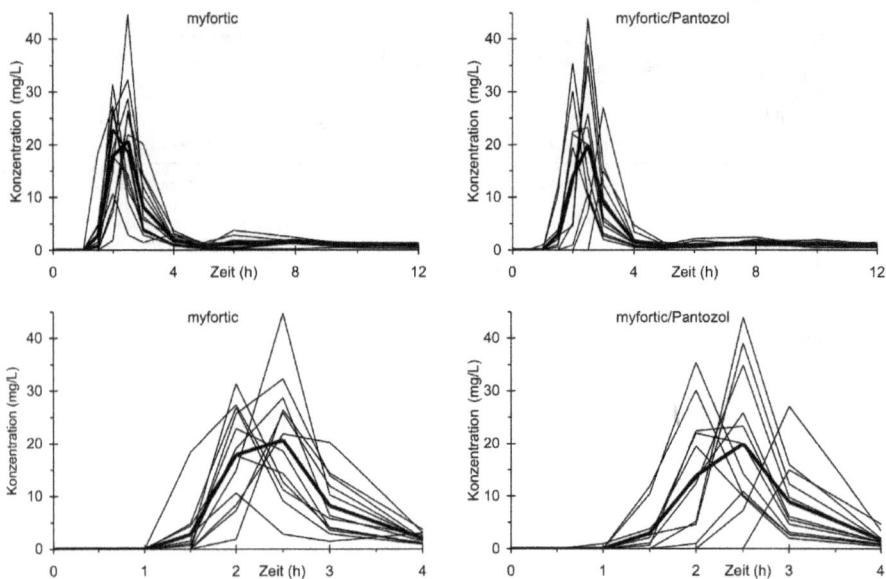

Abb. 12: Plasmakonzentrations-Zeit-Verlauf von Mycophenolsäure bei 12 gesunden freiwilligen Probanden (6m/6w) nach oraler Applikation von zwei magensaftresistenten Tabletten myfortic® 360 mg. Die fett gezeichnete Kurve zeigt den Mittelwert.

4.3.5.1 Pharmakokinetische Parameter von Mycophenolsäure

Der Zeitplan der Blutentnahmen wurde hinreichend genau eingehalten, die pharmakokinetischen Parameter wurden mit dem theoretischen Zeitplan berechnet. Die pharmakokinetischen Parameter von Mycophenolsäure und MPA-G sind in Tab. 9 zusammengestellt. Die Zielparameter (C_{max} und AUC) waren bei beiden Medikamenten etwa gleich. Die gleichzeitige Therapie mit Pantoprazol erniedrigte die Bioverfügbarkeit von CellCept®, nicht aber die von myfortic®.

Tab. 9: Pharmakokinetische Parameter (MW ± SD (rSD)) von MPA und MPA-G bei je 12 gesunden freiwilligen Probanden nach oraler Applikation von zwei Tabletten CellCept® 500 mg bzw. myfortic® 360 mg.

MPA	CellCept®	CellCept®/Pantozol®	myfortic®	myfortic®/Pantozol®
C_{max} (µg/ml)	27.9 ± 6.9 (25)	11.9 ± 5.9[3] (49)	26.4 ± 8.3 (31)	27.3 ± 9.9 (36)
t_{max} (h)	0.63 ± 0.23 (36)	0.88 ± 0.38[1] (43)	2.25 ± 0.26 (12)	2.42 ± 0.36 (15)
$t_{1/2}$ (h)	14.6 ± 6.7 (46)	15.0 ± 4,6 (30)	12.7 ± 3.4 (27)	13.8 ± 4.3 (31)
AUC_{12h} (µg*h/ml)	40.0 ± 7.8 (20)	29.3 ± 7.41[3] (25)	37.4 ± 9.7 (26)	34.9 ± 9.3 (27)
AUC_t (µg*h/ml)	54.6 ± 10.9 (20)	47.9 ± 9.1[2] (19)	51.0 ± 11.2 (22)	52.1 ± 11.0 (21)
AUC_{oo} (µg*h/ml)	58.1 ± 13.6 (23)	52.2 ± 9.0[2] (17)	53.9 ± 11.4 (21)	55.7 ± 11.3 (20)
MPA-G				
C_{max} (µg/ml)	64.5 ± 17.6 (27)	39.1 ± 14.1[3] (36)	61.1 ± 17.7 (29)	59.5 ± 15.5 (26)
t_{max} (h)	1.33 ± 0.25 (18)	2.13 ± 0.38[1] (18)	2.83 ± 0.44 (16)	2.96 ± 0.54
$t_{1/2}$ (h)	11.8 ± 2.8 (23)	14.5 ± 4.5[1] (31)	12.1 ± 3.7 (30)	13.0 ± 3.3 (25)
AUC_{12h} (µg*h/ml)	323 ± 83 (26)	247 ± 74[3] (30)	273 ± 84 (31)	263 ± 71 (27)
AUC_t (µg*h/ml)	516 ± 100 (19)	499 ± 120 (24)	472 ± 106 (22)	481 ± 92 (17)
AUC_{oo} (µg*h/ml)	549 ± 110 (20)	554 ± 127 (23)	504 ± 104 (4.7)	520 ± 86 (17)

Statistischer Vergleich: Test vs Referenz: 1) $p < 0.05$ 2) $p < 0.01$ 3) $p < 0.001$

Die mittleren maximalen Plasmakonzentrationen von MPA lagen nach Einnahme von CellCept® oder myfortic® bei 27-28 µg/ml. Unter Komedikation mit Pantozol® blieben die Werte bei myfortic® unbeeinflusst, während sie bei CellCept® auf weniger als die Hälfte absanken. Die Peakkonzentrationen wurden bei CellCept® nach ca. 0.6 Stunden gefunden und stiegen unter der Pantoprazol-Behandlung signifikant auf etwa 0.9 Stunden an. Bei myfortic® wurden die Spitzenspiegel unabhängig von der Pantozol®-Gabe erst nach 2.3-2.4 Stunden erreicht.

Der Einfluss eines erhöhten Magen-pHs auf das Ausmaß der Bioverfügbarkeit von CellCept® zeigte sich am deutlichsten bei der AUC_{12h}, d.h. innerhalb eines Dosierungsintervalls unter einer Therapie. Die AUC betrug 40 µg*h/ml nach Einnahme von CellCept® und nur gut 70% davon bei Einnahme mit Pantozol®. Der Unterschied verringerte sich mit der Zeit, war aber auch bei gesamtem Messzeitraum über 48 Stunden und bei AUC_{oo} noch signifikant. Demgegenüber waren die kinetischen Parameter nach Einnahme von myfortic® mit und ohne Begleittherapie nicht signifikant voneinander verschieden.

MPA wurde mit einer mittleren terminalen Halbwertszeit von 13-15 Stunden aus dem Plasma eliminiert. Die lange terminale Halbwertszeit erklärt sich zum Teil aus der zwischenzeitlichen Erhöhung auf Grund des enterohepatischen Kreislaufs, wodurch niedrige Plasmakonzentrationen über einen relativ langen Zeitraum aufrechterhalten werden.

Die kinetischen Parameter von MPA-G zeigten ein analoges Bild, die Unterschiede waren aber geringer. Die AUC war nur im Messzeitraum bis 12 Stunden bei CellCept® signifikant niedriger unter der gleichzeitigen Behandlung mit Pantozol®.

4.3.5.2 Vergleich der Bioverfügbarkeit

Das Ergebnis des Tests auf Bioäquivalenz bestätigt den negativen Einfluss von Pantoprazol auf die Bioverfügbarkeit von CellCept® (Tab. 10).

Tab. 10: Test auf Bioäquivalenz der Einnahmeschemata CellCept®/Pantozol® (Test) und CellCept® (Referenz) bzw. myfortic®/Pantozol® (Test) und myfortic® (Referenz) bei je 12 gesunden freiwilligen Probanden (6m/6w) nach oraler Applikation von 2 Tabletten CellCept® 500 mg bzw. 2 Tabletten myfortic® 360 mg. T-Test/Wilcoxon-Test = parametrische/nicht-parametrische Analyse zweier einseitiger t-Tests/Wilcoxon-Tests

| Parameter | Punktschätzer (90%-Konfidenzintervall) | | | |
	Mycophenolsäure (MPA)		Mycophenolsäure-Glucuronid (MPA-G)	
CellCept®	t-Test	Wilcoxon-Test	t-Test	Wilcoxon-Test
C_{max} (µg/ml)	0.40 (0.33-0.48)	0.38 (0.32-0.49)	0.59 (0.50-0.70)	0.57 (0.49-0.72)
t_{max} (h)	nicht anwendbar	0.25 (0.00-0.50)	nicht anwendbar	0.75 (0.50-1.00)
AUC_{12h} (µg*h/ml)	0.72 (0.65-0.80)	0.72 (0.64-0.81)	0.76 (0.69-0.84)	0.75 (0.68-0.84)
AUC_t (µg*h/ml)	0.88 (0.83-0.93)	0.88 (0.83-0.92)	0.96 (0.90-1.02)	0.96 (0.90-1.04)
AUC_{oo} (µg*h/ml)	0.91 (0.86-0.96)	0.91 (0.86-0.97)	1.00 (0.93-1.08)	1.00 (0.93-1.08)
myfortic®				
C_{max} (µg/ml)	1.01 (0.78-1.32)	0.97 (0.82-1.32)	0.98 (0.88-1.10)	0.99 (0.89-1.10)
t_{max} (h)	nicht anwendbar	0.13 (0.00-0.50)	nicht anwendbar	0.13 (-0.25-0.50)
AUC_{12h} (µg*h/ml)	0.93 (0.78-1.12)	0.96 (0.79-1.13)	0.97 (0.92-1.04)	0.97 (0.90-1.06)
AUC_t (µg*h/ml)	1.02 (0.91-1.15)	1.03 (0.92-1.09)	1.03 (0.99-1.07)	1.02 (0.98-1.07)
AUC_{oo} (µg*h/ml)	1.04 (0.93-1.15)	1.04 (0.94-1.09)	1.04 (1.00-1.08)	1.03 (0.99-1.08)

Der Vergleich der Bioverfügbarkeitsparameter ergab

- Bioinäquivalenz zwischen CellCept®/Pantozol® und CellCept® im Hinblick auf die Peakkonzentrationen (C_{max}) von MPA.
- nahezu Bioinäquivalenz bezüglich der AUC_{12h}. Die AUC innerhalb eines Dosierungsintervalls, tangierte gerade noch die untere Bioäquivalenzschranke von 0.80.
- Bioäquivalenz bezüglich AUC_t und AUC_{oo}. Die 90%-Konfidenzintervalle für AUC_t und AUC_{oo} lagen innerhalb des Bioäquivalenzbereichs, aber vollständig unterhalb der Parität von 1.0.

Die Unterschiede beim Glucuronid waren geringer, im Hinblick auf die AUC_t und AUC_{oo} waren beide Belastungsschemata bioäquivalent.

Die Punktschätzer für die Bioverfügbarkeitsparameter von myfortic® mit und ohne Begleitmedikation Pantozol® lagen in der Nähe von Eins. Auf Grund der größeren intraindividuellen Streuung der pharmakokinetischen Parameter der magensaftresistenten Formulierung überschritt bzw. unterschritt das 90%-Konfidenzintervall die Grenzen von 125% bzw. 80% bei C_{max} und AUC_{12h} geringfügig.

4.4 Korrelation der 12-h Talspiegel von MPA mit der AUC

Die 12h-Talspiegel von Mycophenolsäure werden als Surrogatparameter für die Bioverfügbarkeit (AUC) von Mycophenolsäure im Rahmen des Therapeutischen Drug Monitorings (TDM) verwendet. Abb. 13 zeigt die Korrelation der 12h-Werte mit der AUC. Zwischen den Konzentrationen nach 12 Stunden („Talspiegel") und der AUC_{12h} oder der abgekürzten AUC_{4h} bestand bei alleiniger Einnahme von CellCept® eine schwache Korrelation ($r^2 = 0.41$ bzw. $r^2 = 0.36$); die Komedikation von Pantoprazol machte jegliche Korrelation zunichte. Bei myfortic® war in keinem Fall eine positive Korrelation erkennbar ($r^2 < 0.09$).

A Korrelation zw. C_{12h} und AUC_{12h} bei CellCept® mit und ohne Komedikation von Pantoprazol

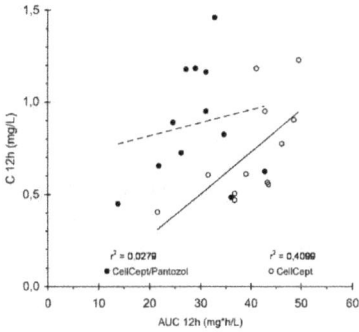

B Korrelation zw. C_{12h} und AUC_{4h} bei CellCept® mit und ohne Komedikation von Pantoprazol

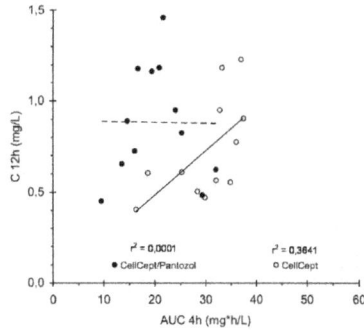

C Korrelation zw. C_{12h} und AUC_{12h} bei myfortic® mit und ohne Komedikation von Pantoprazol

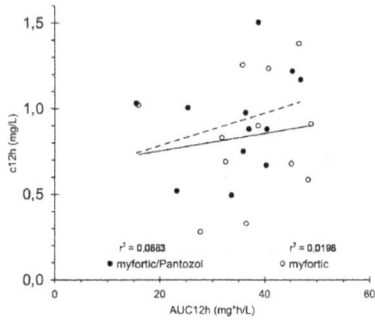

D Korrelation zw. C_{12h} und AUC_{4h} bei myfortic® mit und ohne Komedikation von Pantoprazol

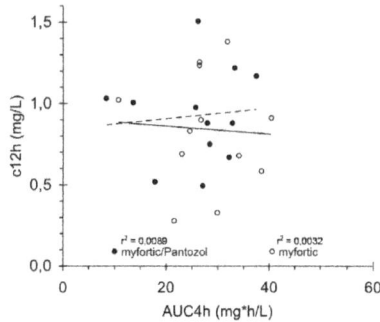

Abb. 13: Korrelation zwischen den Konzentrationen von Mycophenolsäure bei 12 gesunden freiwilligen Probanden (6m/6w) 12 Stunden nach oraler Applikation von zwei Tabletten CellCept® 500 mg oder magensaftresistenten Tabletten myfortic® 360 mg.

5 Diskussion

In der vorliegenden Arbeit wurde der Einfluss der in der Klinik häufigen Komedikation von Protonenpumpenhemmern auf die Bioverfügbarkeit von Mycophenolsäure (MPA) nach Applikation als schnell freisetzende Tablette CellCept® mit dem Prodrug Mycophenolat-Mofetil oder als magensaftresistente Tablette myfortic® mit Mycophenolat-Natrium als Wirkstoff untersucht. Es zeigte sich, dass die Komedikation von Pantoprazol die Bioverfügbarkeit von CellCept®, nicht aber die von myfortic® beeinträchtigte. *In vitro* Freisetzungsversuche zeigten, dass die Ergebnisse mit einer mangelhaften Auflösung von Mycophenolat-Mofetil bei höheren pH-Werten im Magen vereinbar sind.

5.1 Pantoprazol als repräsentativer Protonenpumpenhemmer

Auf Grund seiner günstigen pharmakokinetischen Eigenschaften, hohe und sichere Bioverfügbarkeit, keine klinisch signifikanten Arzneimittelinteraktionen[18, 94], und großen Bedeutung auf dem Arzneimittelmarkt wurde Pantoprazol als repräsentativer PPI gewählt. Entsprechend den Empfehlungen für die Durchführung von Interaktionsstudien[28], wurde für die interagierende Substanz (Pantoprazol) die maximale zugelassene Dosis von 40 mg zweimal täglich gewählt, wie sie z.B. bei der *Helicobacter pylori* Eradikationstherapie Anwendung findet (Fachinformation Pantozol®, Nycomed, Konstanz). Zudem wurde Pantoprazol mehrere Tage vor Applikation der Prüfmedikation appliziert, da sich die Erhöhung des intragastralen pH-Werts erst nach einigen Tagen einstellt.[43, 89]

Die Nüchternapplikation von 40 mg Pantoprazol an den Studientagen führte mit durchschnittlich 3.4 µg/ml (Teilstudie I) und 3.8 µg/ml (Teilstudie II) zu üblichen Spitzenspiegeln (2-3 µg/ml, Fachinformation Pantozol® , Nycomed GmbH). Restkonzentrationen durch die Einnahme vom Vorabend, waren aufgrund der kurzen Halbwertszeit ($t_{1/2} < 2h$) nicht zu erwarten.[87] Die durchschnittliche AUC lag mit 9.3 µg*h/ml und 8.6 µg*h/ml deutlich über dem erwarteten Wert (4.8 µg*h/ml, Protonix® Prescribing Information, Wyeth Pharmaceuticals, Philadelphia 2009), jedoch war der Mittelwert vermutlich durch zwei Extremwerte (s.u.) nach oben verschoben worden. Die mediane AUC betrug 5.3 bzw. 5.8 µg*h/ml.

Das Belastungsschema unserer Studie ist vergleichbar mit einer Untersuchung an 16 gesunden, männlichen Probanden. Nach einer täglichen Dosis von 40 mg Pantozol®, wurde dabei am 7. Behandlungstag eine mediane Säurereduktion von 98% erzielt. Die geometrische mittlere AUC_{24h} lag dabei an Tag 1 und 7 jeweils bei etwa 2 µg*h/ml.[43] Daraus und aufgrund der Tatsache, dass die Fläche unter der Konzentrations-Zeit-Kurve (AUC_t) gut mit dem Grad der Säurehemmung im Magen korreliert[99], kann geschlossen werden, dass (1) das Belastungsschema in der vorliegenden Studie zu einer effektiven Säurehemmung führte und dass (2) die Säurehemmung auf Grund der vergleichbaren pharmakokinetischen Parameter bei beiden Studienteilen, CellCept® und myfortic®, gleich war.

Bei Betrachtung der Halbwertszeit fallen die Werte von Probanden Nr. 3 und 5 auf, welche jeweils über dem 2- bis 3-fachen des Mittelwerts (1.8 bei MMF bzw. 1.4 Stunden bei ecMPS) lagen. Entsprechend ist bei diesen Studienteilnehmern auch die AUC_{oo} deutlich erhöht (vgl. Tab. 6). Wie alle Protonenpumpeninhibitoren wird Pantoprazol in der Leber über den Cytochrom P450 Enzymkomplex CYP2C19 eliminiert.[49] CYP2C19 wird polymorph exprimiert und kann je nach Genotyp in 3 Aktivitätsgrade eingeteilt werden.[53] Liegt das Wildtyp-Allel homozygot vor spricht man von „extensive metabolizer" (EM), der vorherrschenden Ausprägung bei der europäischen Bevölkerung (Kaukasier). Träger eines mutanten Allels werden als „heterozygous extensive metabolizer" (hetEM) bezeichnet, sind beide Allele Mutanten wird von „poor metabolizer" (PM) gesprochen. PM bilden mit ca. 2.8% die kleinste Gruppe unter Europäern.[21, 110] Dagegen liegt der Anteil von PM in der japanischen Bevölkerung bei immerhin18-22.5%.[36] Da CYP2C19 vornehmlich für die Metabolisierung von Pantoprazol verantwortlich ist, hat der Aktivitätsgrad des Enzymkomplexes großen Einfluss auf die Pharmakokinetik des Wirkstoffs und ihre interindividuelle Variabilität. Ein Vergleich der verschiedenen Phänotypen zeigte eine 3- bis13-fach höhere Wirkstoffexposition bei PM im Vergleich zu EM. Bei hetEM lagen die AUC-Werte verschiedener Protonenpumpeninhibitoren durchschnittlich um das 2- bis 4-fache über denen von EM.[53]

Die AUC_t-Werte der Probanden 3 und 5 waren in ähnlichem Maße erhöht und lassen deshalb die Vermutung zu, es könnte sich um hetEM handeln. Zur Klärung müsste jedoch eine Genotypisierung erfolgen.

5.2 Bioverfügbarkeit von CellCept® bzw. myfortic® alleine und bei Komedikation von Pantoprazol

Die Bioverfügbarkeit beschreibt Geschwindigkeit und Ausmaß, mit der ein Wirkstoff nach extravasaler (hier oraler) Applikation im Blut anflutet. Die Zielparameter für die Bioverfügbarkeit sind die Maximalkonzentrationen (C_{max}) und der Zeitpunkt von C_{max} (t_{max}), sowie die Fläche unter der Plasmakonzentrations-Zeit-Kurve (AUC). C_{max} und t_{max} stehen für die Geschwindigkeit des Anflutens des Wirkstoffs, die AUC für das Ausmaß der Bioverfügbarkeit. Dazu wurden diese pharmakokinetischen Parameter mit (Test) und ohne (Referenz) gleichzeitige Gabe von Pantoprazol auf signifikante Unterschiede und auf Bioäquivalenz geprüft. In analoger Weise wie bioäquivalente Medikamente für die Therapie als austauschbar gelten, können bioäquivalente Applikationsarten auch als austauschbar betrachtet werden. (Guideline on the investigation of bioequivalence, CPMP/EWP/QWP/1401/98 Rev. 1, EMEA, London 2008)

In der vorliegenden Arbeit wurde gefunden, dass die Maximalkonzentrationen (C_{max}) im Plasma unter der Gabe von Pantoprazol bei myfortic® unverändert blieben, bei CellCept® aber signifikant um 57% sanken. Gleiches galt für die AUC_{12h}, welche sich unter Pantoprazoleinnahme bei CellCept® um knapp 27% verringerte, wohingegen sie bei myfortic® unbeeinflusst blieb. Für die Applikation von CellCept® mit und ohne Pantoprazol konnte Bioäquivalenz nicht nachgewiesen werden, beide Applikationsarten sind also nicht austauschbar und nicht gleichwertig. Das Ergebnis war nach der Zwischenauswertung von 12 Probanden bereits stabil, sodass die Studie mit der minimalen Anzahl von Probanden (Note for Guidance on the Investigation of Bioavailability and Bioequivalence, Committee for Proprietary Medicinal Products, London, 26 July 2001) beendet werden konnte.

Die Ergebnisse stehen in Einklang mit Daten aus einer 2008 publizierten retrospektiven Studie an 61 Patienten. In der Gruppe die neben MMF 30 mg Lansoprazol erhielt, kam es zu einer signifikanten Verringerung der MPA-Plasmakonzentrationen gegenüber den Gruppen mit 10 mg Rabeprazol oder ohne PPI. Ähnliche Beobachtungen wurden außerdem inzwischen auch von anderen Autoren bei Patienten gemacht, die als Komedikation Pantoprazol erhalten hatten.[57, 58] Zudem fanden Miura et al. 2008, dass es bei Personen mit den CYP2C19 Phänotypen hetEM und PM und der damit einhergehenden verminderten Elimination von Pantoprazol, indirekt zu einem signifikanten Einfluss auf die Bioverfügbarkeit von MMF kommt. Dies ist ein weiterer Hinweis für die These, dass ein intragastraler pH-Anstieg zu einer verminderten MPA-Exposition bei MMF-Medikation führt.[68]

Die Daten wurden in der vorliegenden Studie durch Freisetzungsversuche in einer Paddle-Apparatur untermauert und illustriert. CellCept® ist eine schnell freisetzende Tablette, die innerhalb von Minuten in der Paddle-Apparatur unabhängig vom pH-Wert vollständig zerfiel, während myfortic® eine magensaftresistent überzogene Tablette ist, die nur langsam angegriffen wurde. Die mangelhafte „Freisetzung" von Mycophenolat-Mofetil ab pH 4.5 und höher ist dabei bedingt durch die geringere Löslichkeit von MMF bei höheren pH-Werten. Bei pH 2.0 beträgt sie 4.0 g/l, bei pH 5.2 200 mg/l und bei pH 7.0 nur noch 40 mg/l.[64] Im Gegensatz dazu wird die Freisetzung von Mycophenolat-Natrium von der Auflösungsgeschwindigkeit der magensaftresistenten myfortic® Tablette bestimmt. Diese war im Bereich von pH 1.0-4.5 über 2 Stunden bei 37°C stabil; bei pH 5.0 begann

48

nach 1 Stunde die Tablette zu quellen und ca. 50 % Wirkstoff wurden innerhalb von einer weiteren Stunde freigesetzt. Die Ergebnisse decken sich mit publizierten Ergebnissen zur Freisetzung von Mycophenolat-Natrium aus myfortic®.[6]

Die niedrigere Bioverfügbarkeit von Mycophenolsäure aus CellCept® bei Probanden nach Nüchterneinnahme bei gleichzeitiger Therapie mit Pantoprazol[85] lässt sich demnach wie folgt erklären. Der intragastrale pH-Wert steigt - insbesondere im Nüchternzustand - unter der Therapie mit PPIs deutlich über pH 4 an.[52] Aus diesem Grund löste sich Mycophenolat-Mofetil nicht mehr vollständig im Magen. Im Dünndarm liegt der pH bei 5-7, sodass das Mycophenolat-Mofetil auch nicht mehr weiter in Lösung ging. Dementsprechend waren Resorption und Bioverfügbarkeit bei Komedikation von Pantoprazol niedriger. Einschränkend sei darauf hingewiesen, dass der *in-vitro*-Freisetzungsversuch nur die stationäre Situation in 900 ml Puffer darstellt, während die Flüssigkeitsmenge im Magen und Dünndarm variabel ist, abhängig von Flüssigkeits- und Nahrungsaufnahme, und sich zeitlich verändert. Es wäre deshalb falsch für CellCept® nur 20% Bioverfügbarkeit zu postulieren bei einem Magen-pH von 6, wie die Graphiken insinuieren (vgl. Abb. 4).

5.3 Andere Einflüsse auf die Bioverfügbarkeit von CellCept® oder myfortic®

Über den möglichen Einfluss von Nahrung auf die Bioverfügbarkeit von Mycophenolsäure aus CellCept® lässt sich keine sichere Aussage treffen. Der Einfluss des Protonenpumpenhemmers sollte wohl geringer sein, weil eine Tablette bei Einnahme mit dem Essen länger im Magen verweilt und der pH-Wert weniger hoch ansteigt. Nahrung hat jedoch auch andere, eigene Einflüsse auf die Bioverfügbarkeit von Medikamenten. Der Summeneffekt, Pantoprazol und Nahrung, kann aus den *in vitro* Untersuchungen nicht vorhergesagt werden. In früheren Untersuchungen bei Patienten wurde gefunden, dass bei Einnahme einer Einzeldosis von 2 g CellCept® 30 min nach einem fettreichen Frühstück die Absorption von Mycophenolat-Mofetil verzögert ist (t_{max} nach 2 h statt nach 1 h) und die Peakkonzentrationen um ca. 25 % abnehmen, die Fläche unter der Kurve (AUC) als Maß für die bioverfügbare Menge aber gleich bleiben.[13]

Zunächst überraschend war im Probandenversuch, dass die Bioverfügbarkeit von myfortic® völlig unbeeinflusst war von der Komedikation. Man hätte vermuten können, dass sich die Tablette auf Grund des hohen pHs im Magen vorzeitig auflöst und es zu einer Verschiebung der Maximalkonzentrationen von Mycophenolsäure im Plasma zu früheren Zeiten kommt. Dies wurde nicht beobachtet. Die Peakkonzentrationen wurden nach alleiniger Einnahme von myfortic® nach 2.3 Stunden, bei Komedikation von Pantoprazol nach 2.4 Stunden gefunden.[85] Dies lässt sich damit erklären, dass auch bei hohen pH-Werten von 6-7 der Wirkstoff aus der Tablette erst nach einer Latenz-zeit von 15-20 min freigesetzt wird; Zeit genug, dass sich bei Nüchterneinnahme mit Flüssigkeit der Magen bereits entleert hat.

In früheren Studien an Patienten wurde gefunden, dass bei gleichzeitiger Applikation von Maalo-xan® (Mischung aus Aluminium- und Magnesiumhydroxid) die Bioverfügbarkeit von CellCept® erniedrigt ist.[13] Man könnte dies nun ebenso auf die Erhöhung des Magen-pHs zurückführen. Ein-schränkend ist aber dazu zu bemerken, dass Antacida den Magen-pH kaum über pH 4 heben. Die chemische Struktur von Mycophenolsäure lässt aber eine Interaktion durch Chelatbildung mit Me-tallionen zu. Eine Chelatbildung könnten sowohl Mycophenolat-Mofetil, als auch Mycophenolat-Natrium eingehen (vgl. Abb. 2). Auch wenn auf Grund experimenteller Ergebnisse eine derartige Interaktion von CellCept® mit Eisen-Ionen eher verneint wurde[64], so gilt nicht Gleiches für andere Ionen wie Calcium, Magnesium oder Aluminium. Eine solche Interaktion sollte sich auf CellCept® und auch auf myfortic® auswirken mit der Einschränkung, dass die magensaftresistente myfortic® Tablette die Mycophenolsäure nicht schon im Magen freisetzt, und im Magen folglich keine Che-latbildung mit dem Antacidum stattfinden kann.

Mycophenolsäure wird in der Leber zu Mycophenolsäure-Glucuronid verstoffwechselt; die Plasma-konzentrationen des Metaboliten sind um ein mehrfaches höher als die der Muttersubstanz. Die Kinetik von MPA-G zeigte ein analoges Bild, die Unterschiede zwischen CellCept® und myfortic® waren jedoch geringer. Auf Grund des analogen Verhaltens erscheint es aber unwahrscheinlich, dass die Interaktion von Pantoprazol mit CellCept® auf der Stufe des Stoffwechsels erfolgte, wie es für die Interaktion von CellCept® mit Glucocorticoiden nachgewiesen wurde.[17]

5.4 Die Interaktion von CellCept® bzw. myfortic® mit Pantoprazol als Bioäquivalenzproblem

Bioäquivalente Medikamente gelten in der Therapie als gegenseitig austauschbar. Insofern ist es schlüssig, auch die Applikation von CellCept® oder myfortic® mit und ohne Pantoprazol als Bio-äquivalenzproblem zu behandeln. Beim Vergleich der Bioverfügbarkeitsparameter ergab sich unter CellCept® zwischen Test- und Referenzmedikation eine Bioinäquivalenz hinsichtlich C_{max}. Das 90%-Konfidenzintervall (0.33 – 0.48) unterschritt deutlich die von EMEA und FDA geforderten Bioäquivalenzgrenzen[26, 28] von 0.80 – 1.25. Das 90%-Konfidenzintervall der AUC_{12h} betrug 0.65 – 0.80 und tangierte damit gerade noch die untere Bioäquivalenzschranke von 0.80. Die 90%-Konfi-denzintervalle für AUC_t und AUC_∞ lagen innerhalb des Bioäquivalenzbereichs, aber vollständig unterhalb der Parität von 1.0. Die Unterschiede beim Glucuronid waren geringer, im Hinblick auf die AUC_t und AUC_{oo} waren beide Belastungsschemata bioäquivalent.

Typisch für magensaftresistente Formulierungen (wie auch z.B. Pantozol®) zeigte myfortic® eine erkennbar größere intraindividuelle Streuung der pharmakokinetischen Parameter (C_{max} und AUC_{12h}) im Vergleich zu CellCept® (vgl. Tab. 9). Ähnliche Beobachtungen wurden auch in anderen Studien gemacht.[16, 51] Beim Vergleich der Test- und Referenzmedikation unter myfortic® überschritt bzw. unterschritt deshalb das 90%-Konfidenzintervall die Grenzen von 125% bzw. 80% bei C_{max} und AUC_{12h} geringfügig. Die Punktschätzer für die Bioverfügbarkeitsparameter von myfortic® mit und ohne Pantozol® lagen jedoch in der Nähe von „1" und eine Bioäquivalenz könnte in diesem Fall durch geringfügige Erhöhung der Probandenzahl nachgewiesen werden.

Die Bioäquivalenzkriterien von 80-125% werden für alle Medikamente angewendet. Kritiker plädieren für einen engeren Maßstab bei Substanzen mit enger therapeutischer Breite, wie z.B. Immunsuppressiva.[26, 28, 50] Deshalb wurden die beiden Applikationsschemata auch auf signifikante Unterschiede getestet. Alle untersuchten Bioverfügbarkeitsparameter von CellCept® wurden signifikant von Pantoprazol als Komedikation beeinflusst, die von myfortic® nicht.

In Zusammenschau dieser Ergebnisse bestätigte sich die Hypothese, dass eine Komedikation mit Pantozol® die Bioverfügbarkeit von MPA aus CellCept® erniedrigt, die Plasmakonzentrationen von MPA aus myfortic® hingegen unbeeinflusst bleiben.

5.5 Stellenwert von Therapeutic Drug Monitoring bei der Therapie mit CellCept® oder myfortic®

„Unter Drug-Level-Monitoring versteht man die analytische Bestimmung eines Plasmaspiegels in einem Patienten und die sich aus ihrem Ergebnis ableitende individuelle Dosierungsfestsetzung, um einen angestrebten, gewünschten Arzneistoffspiegel zu erzielen." (Derendorf H, Gramatté T, Schäfer G. Pharmakokinetik. Wissenschaftliche Verlagsgesellschaft mbH, 2002.) Drug-Monitoring hat also zum Ziel, eine wünschenswerte Dosis zu berechnen. Übertragen auf die Situation im Blut soll aus einer Konzentration auf eine zu applizierende Menge geschlossen werden. Der pharmakokinetische Parameter, der die bioverfügbare Menge am besten beschreibt, ist die Fläche unter der Plasmakonzentrations-Zeit-Kurve (AUC). Aus praktischen Gründen wird meist der Plasmaspiegel vor einer jeweiligen Applikation des Medikaments für das Drug-Monitoring verwendet (Talspiegel). In diesem Zeitintervall ist der Konzentrations-Zeitverlauf am flachsten und Zeitfehler bei der Blutabnahme wirken sich nicht stark auf die Konzentration aus. Genau dies identifiziert aber auch einen heiklen Punkt der Talspiegelmessungen. Es soll aus einem „ebenen" Konzentrations-Zeit-Verlauf auf einen vorausgegangenen „gekrümmten" Konzentrations-Zeit-Verlauf geschlossen werden; oder aus der Höhe des „Tals" auf die Höhe des „Gipfels" eines Berges. Dies kann nur gelingen, wenn der Kurvenverlauf zwischen Tal und Gipfel nach Form und Verlauf einheitlich ist.

Um zu überprüfen, ob sich der Talspiegel als brauchbarer Parameter für das Drug-Monitoring erweist, wurden im Rahmen der vorliegenden Studie die pharmakokinetischen Parameter von Mycophenolsäure sowie die Plasmakonzentrations-Zeit-Kurven von Mycophenolsäure untersucht und die Korrelationen zwischen dem Talspiegel und der AUC dargestellt. Die Ergebnisse (vgl. Tab. 9) zeigen das vielschichtige pharmakokinetische Verhalten der Mycophenolsäure, welches sich in der scheinbaren Diskrepanz zwischen der Eliminationshalbwertszeit von ca. 14 Stunden und der AUC ausdrückte. Die AUC_{12h} betrug ca. 60% der AUC_{∞}, d.h. es war nach 12 Stunden mehr als die Hälfte der Substanz ausgeschieden, was bei einer Halbwertszeit von 14 Stunden erst später zu erwarten gewesen wäre. Auffällig war auch, dass die Plasmakonzentrationen nach Einnahme von CellCept® nach 12 Stunden gleich waren mit oder ohne Komedikation von Pantoprazol, obwohl die Peakkonzentrationen bei Komedikation von Pantoprazol weniger als die Hälfte der Konzentrationen bei alleiniger Einnahme von CellCept® betrugen.

Abgesehen von unseren Beobachtungen erwiesen sich die Talspiegel von Mycophenolsäure ebenfalls in den meisten klinischen Studien an Patienten als untauglicher Surrogatparameter für die Bioverfügbarkeit von Mycophenolsäure.[9, 31] Exemplarisch sei eine Studie an lebertransplantierten Patienten zitiert, bei der die Konzentrationen von MPA 1, 2, 3, 4, 6 oder 8 Stunden nach Einnahme von MMF besser mit der AUC_{12h} korrelierten als die Talspiegel nach 12 Stunden.[66] Die Gründe erscheinen nach der Analyse der Plasmakonzentrations-Zeitkurve von Mycophenolsäure trivial.

Der Serumkonzentrations-Zeit-Verlauf von Mycophenolsäure appliziert als Mycophenolat-Mofetil oder als magensaftresistente Tablette Mycophenolat-Natrium zeigt im Plasma einen steilen Anstieg und steilen Abfall der Konzentrationen mit einer Halbwertszeit von weniger als einer Stunde. Nach 6-10 Stunden zeigt sich ein zweites flaches Maximum als Ausdruck des enterohepatischen Kreislaufs.[12, 14] Danach fallen die Konzentrationen mit einer terminalen Halbwertszeit von 9-16 Stunden ab.[15, 98] Die Talspiegel am Ende eines 12-stündigen Dosierungsintervalls (C_{12h}) werden also mitbestimmt durch das Ausmaß des enterohepatischen Kreislaufs und nicht nur durch die gegebene Dosis. Interessanterweise korrelierte in der oben zitierten Untersuchung[66] an lebertransplantierten Patienten auch der 8h-Wert, also der um das zweite Maximum, mit der AUC besser als Konzentrationen zu anderen Messzeitpunkten. Zudem wird Mycophenolsäure immer in Kombination mit anderen Medikamenten eingesetzt wie Ciclosporin oder Corticosteroiden, die die Pharmakokinetik der Mycophenolsäure beeinflussen.[60, 61] Auch Antibiotika können die Pharmakokinetik von Mycophenolsäure durch Hemmung des enterohepatischen Kreislaufs verändern.[10]

Die Ergebnisse der vorliegenden Studie bestätigen und erklären am störungsfreien Experiment mit gesunden Probanden die in der Summe negativen Ergebnisse zur Aussagekraft des Talspiegels als geeigneter Surrogat-Parameter für die Bioverfügbarkeit von Mycophenolsäure. Die Auswertung der pharmakokinetischen Parameter von Mycophenolsäure bei Probanden nach einmaliger Einnahme von CellCept® oder myfortic® ergab keinen überzeugenden Zusammenhang zwischen der Plasmakonzentration nach 12 Stunden (Talspiegel) und der Bioverfügbarkeit (AUC_{12h}). Einzig bei alleiniger Einnahme von Mycophenolat-Mofetil ergab sich eine schwache, positive Korrelation ($r^2 = 0.41$), die aber durch gleichzeitige Einnahme von Pantoprazol als Störfaktor völlig zunichte gemacht wurde ($r^2 = 0.028$). Der vereinzelt an Patienten beobachtete schwache Zusammenhang[88] mag zufällig oder durch die Mittelung der Konzentrationen bei Mehrfachgabe verursacht sein.

In Anlehnung an Ciclosporin[54, 67] wurden als alternative Surrogatparameter statt des Talspiegels Spitzenspiegel oder abgekürzte AUC für Mycophenolsäure geprüft[30]. Außer dass beim Messen der Spitzenspiegel oder einer abgekürzten AUC als alternative Surrogatparameter der für die Bioverfügbarkeit von Mycophenolsäure wichtige enterohepatische Kreislauf ausgeblendet wird, erschweren der schmale Kurvenverlauf der Plasmakonzentrationen von Mycophenolsäure die genaue Bestimmung dieser Größen insbesondere im Falle von myfortic®, das eine variable Lag-Phase von 1-2 Stunden zeigt. Zeitlich eng gestaffelte Blutabnahmen wären notwendig, um die Spitzenkonzentration hinreichend genau zu erfassen oder den Plasmakonzentrations-Zeit-Verlauf zu beschreiben, was wiederum für ein praxistaugliches TDM nicht geeignet ist. Es wurden deshalb Algorithmen vorgeschlagen, mit Hilfe mathematischer Modelle aus wenigen Plasmaproben auf die AUC_{12h} zu schließen.[23, 30, 48, 71] Eine Validierung dieser Methoden steht aber noch aus; für myfortic® erbrachte eine Studie nur unbefriedigende Ergebnisse.[20]

6 Zusammenfassung und Schlussfolgerung

In zwei cross-over Studien an gesunden Probanden wurde die Bioverfügbarkeit von Mycophenol-säure und seines Hauptmetaboliten Mycophenolsäure-Glucuronid nach oraler Applikation von My-cophenolat-Mofetil (CellCept® 500) bzw. Mycophenolat-Natrium (myfortic® 360) unter gleich-zeitiger Therapie mit einem Protonenpumpenhemmer (Pantozol®) im Vergleich zur jeweils alleini-gen Einnahme bestimmt.

- Nach Einnahme von CellCept® wurden die maximalen Plasmakonzentrationen von Mycophenolsäure unter dem Einfluss von Pantoprazol halbiert, und die Fläche unter der Kon-zentrations-Zeit-Kurve war im Zeitraum von 0-12 Stunden - dem Dosierungsintervall unter der Therapie - um 30% erniedrigt.

- Die pharmakokinetischen Parameter von Mycophenolsäure-Glucuronid wurden gleichsinnig beeinflusst, was eine Interaktion von Pantoprazol mit der Metabolisierung von Mycophenolsäure - wie für Glucocorticoide beschrieben - unwahrscheinlich macht.

- Im Gegensatz zu CellCept® wurde die Bioverfügbarkeit von myfortic® durch Pantoprazol nicht beeinflusst.

- In vitro Freisetzungsversuche demonstrierten die hohe Stabilität des magensaftresistent formulierten myfortic® Tabletten im pH-Bereich von 1-5 und die geringe Wasserlöslichkeit von Mycophenolat-Mofetil ab pH 5.

- Am störungsfreien Experiment mit gesunden Probanden wurden die in der Summe negativen Ergebnisse zur Aussagekraft des Talspiegels als geeigneter Surrogat-Parameter für die Bioverfügbarkeit von Mycophenolsäure bestätigt.

Die Ergebnisse dieser Arbeit

- sind vereinbar mit der Hypothese, dass ein erhöhter pH-Wert im Magen die Bioverfügbarkeit von CellCept® beeinträchtigt.

- bestätigen die Beobachtung aus klinischen Studien, dass die Komedikation von Protonenpum-penhemmern die Bioverfügbarkeit von CellCept® erniedrigen kann.

- lassen erwarten, dass die Bioverfügbarkeit der magensaftresistenten Tablette myfortic® nicht durch einen hohen pH-Wert im Magen beeinträchtigt wird.

7 Literatur

1. **Allison, A. C., & Eugui, E. M.** (2000) Mycophenolate mofetil and its mechanisms of action. *Immunopharmacology*, 47(2-3), 85-118
2. **Allison, A. C., & Eugui, E. M.** (1993) Immunosuppressive and other effects of mycophenolic acid and an ester prodrug, mycophenolate mofetil. *Immunological Reviews*, 136, 5-28
3. **Allison, A. C., Kowalski, W. J., Muller, C. D., & Eugui, E. M.** (1993) Mechanisms of action of mycophenolic acid. *Annals of the New York Academy of Sciences*, 696, 63-87
4. **Alsberg, C. L., & Black, O. F.** (1913) Contribution to the study of maize deterioration. *U.S. Dept. Agriculture, Bureau of Plant Industry, Bull,* 270, 7-48
5. **Anonym** (1996) A blinded, randomized clinical trial of mycophenolate mofetil for the prevention of acute rejection in cadaveric renal transplantation. The Tricontinental Mycophenolate Mofetil Renal Transplantation Study Group. *Transplantation*, 61(7), 1029-37
6. **Arns, W., Breuer, S., Choudhury, S., Taccard, G., Lee, J., Binder, V., et al.** (2005) Enteric-coated mycophenolate sodium delivers bioequivalent MPA exposure compared with mycophenolate mofetil. *Clin Transplant*, 19(2), 199-206
7. **Arns, W., Gies, M., Choi, L., Zhu, W., Cooper, P., Yeh, C. M., et al.** (2006) Absorption characteristics of ECMPS--an enteric-coated formulation of mycophenolic sodium. *Int J Clin Pharmacol Ther*, 44(8), 375-85
8. **Bjarnason, I.** (2001) Enteric coating of mycophenolate sodium: a rational approach to limit topical gastrointestinal lesions and extend the therapeutic index of mycophenolate. *Transplantation Proceedings*, 33(7-8), 3238-40
9. **Borrows, R., Chusney, G., Loucaidou, M., James, A., Lee, J., Tromp, J. V., et al.** (2006) Mycophenolic acid 12-h trough level monitoring in renal transplantation: association with acute rejection and toxicity. *Am J Transplant*, 6(1), 121-28
10. **Borrows, R., Chusney, G., Loucaidou, M., James, A., Van Tromp, J., Cairns, T., et al.** (2007) The magnitude and time course of changes in mycophenolic acid 12-hour predose levels during antibiotic therapy in mycophenolate mofetil-based renal transplantation. *Ther Drug Monit*, 29(1), 122-26
11. **Budde, K., Bauer, S., Hambach, P., Hahn, U., Roblitz, H., Mai, I., et al.** (2007) Pharmacokinetic and pharmacodynamic comparison of enteric-coated mycophenolate sodium and mycophenolate mofetil in maintenance renal transplant patients. *Am J Transplant*, 7(4), 888-98
12. **Bullingham, R., Monroe, S., Nicholls, A., & Hale, M.** (1996) Pharmacokinetics and bioavailability of mycophenolate mofetil in healthy subjects after single-dose oral and intravenous administration. *Journal of Clinical Pharmacology*, 36(4), 315-24
13. **Bullingham, R., Shah, J., Goldblum, R., & Schiff, M.** (1996) Effects of food and antacid on the pharmacokinetics of single doses of mycophenolate mofetil in rheumatoid arthritis patients. *Br J Clin Pharmacol*, 41(6), 513-16
14. **Bullingham, R. E., Nicholls, A., & Hale, M.** (1996) Pharmacokinetics of mycophenolate mofetil (RS61443): a short review. *Transplantation Proceedings*, 28(2), 925-29
15. **Bullingham, R. E., Nicholls, A. J., & Kamm, B. R.** (1998) Clinical pharmacokinetics of mycophenolate mofetil. *Clin Pharmacokinet*, 34(6), 429-55
16. **Cattaneo, D., Cortinovis, M., Baldelli, S., Bitto, A., Gotti, E., Remuzzi, G., et al.** (2007) Pharmacokinetics of mycophenolate sodium and comparison with the mofetil formulation in stable kidney transplant recipients. *Clin J Am Soc Nephrol*, 2(6), 1147-55
17. **Cattaneo, D., Perico, N., Gaspari, F., Gotti, E., & Remuzzi, G.** (2002) Glucocorticoids interfere with mycophenolate mofetil bioavailability in kidney transplantation. *Kidney Int*, 62(3), 1060-67
18. **Cheer, S. M., Prakash, A., Faulds, D., & Lamb, H. M.** (2003) Pantoprazole: an update of its pharmacological properties and therapeutic use in the management of acid-related disorders. *Drugs*, 63(1), 101-33
19. **Chen, K. J., Chen, C. H., Cheng, C. H., Wu, M. J., & Shu, K. H.** (2004) Risk factors for peptic ulcer disease in renal transplant patients--11 years of experience from a single center. *Clin Nephrol*, 62(1), 14-20
20. **de Winter, B. C., van Gelder, T., Mathot, R. A., Glander, P., Tedesco-Silva, H., Hilbrands, L., et al.** (2009) Limited sampling strategies drawn within 3 hours postdose poorly predict mycophenolic acid area-under-the-curve after enteric-coated mycophenolate sodium. *Ther Drug Monit*, 31(5), 585-91
21. **Desta, Z., Zhao, X., Shin, J. G., & Flockhart, D. A.** (2002) Clinical significance of the cytochrome P450 2C19 genetic polymorphism. *Clin Pharmacokinet*, 41(12), 913-58
22. **Domhan, S., Muschal, S., Schwager, C., Morath, C., Wirkner, U., Ansorge, W., et al.** (2008) Molecular mechanisms of the antiangiogenic and antitumor effects of mycophenolic acid. *Mol Cancer Ther*, 7(6), 1656-68

23.   **Dosch, A. O., Ehlermann, P., Koch, A., Remppis, A., Katus, H. A., & Dengler, T. J.** (2006) A comparison of measured trough levels and abbreviated AUC estimation by limited sampling strategies for monitoring mycophenolic acid exposure in stable heart transplant patients receiving cyclosporin A-containing and cyclosporin A-free immunosuppressive regimens. *Clin Ther*, 28(6), 893-905

24.   **Elledge, S. J., Zhou, Z., & Allen, J. B.** (1992) Ribonucleotide reductase: regulation, regulation, regulation. *Trends in Biochemical Sciences*, 17(3), 119-23

25.   **Epinette, W., W., Parker, C., M., Jones, E. L., & Greist, M., C.** (1987) Mycophenolic acid for psoriasis: A review of pharmacology, long-term efficacy, and safety. *Journal of the American Academy of Dermatology*, 17(6), 962-71

26.   **European Medicines Agency** (2008) Guideline on the investigation of bioequivalence. *Doc. Ref. CPMP/EWP/QWP/1401/98,*

27.   **European, M. M. C. S. G.** (1995) Placebo-controlled study of mycophenolate mofetil combined with cyclosporin and corticosteroids for prevention of acute rejection. *The Lancet*, 345(8961), 1321-25

28.   **FDA** (2002) Guidance for industry: Bioavailability and bioequivalence studies for orally administered drug products-general considerations. U.S. Department of Health and Human Services, FDA, CDER, July 2002 BP.

29.   **Fellenius, E., Berglindh, T., Sachs, G., Olbe, L., Elander, B., Sjostrand, S. E., et al.** (1981) Substituted benzimidazoles inhibit gastric acid secretion by blocking (H+ + K+)ATPase. *Nature*, 290(5802), 159-61

30.   **Filler, G.** (2004) Abbreviated mycophenolic acid AUC from C0, C1, C2, and C4 is preferable in children after renal transplantation on mycophenolate mofetil and tacrolimus therapy. *Transpl Int*, 17(3), 120-25

31.   **Filler, G.** (2006) Value of therapeutic drug monitoring of MMF therapy in pediatric transplantation. *Pediatr Transplant*, 10(6), 707-11

32.   **Filler, G., & Mai, I.** (2000) Limited sampling strategy for mycophenolic acid area under the curve. *Ther Drug Monit*, 22(2), 169-73

33.   **Fitton, A., & Wiseman, L.** (1996) Pantoprazole. A review of its pharmacological properties and therapeutic use in acid-related disorders. *Drugs*, 51(3), 460-82

34.   **Florey, H. W., Jennings, M. A., Gilliver, K., & Sanders, A. G.** (1946) Mycophenolic acid an antibiotic from penicillum brevicompactum dierckx. *The Lancet*, 247(6385), 46-49

35.   **Fuhr, U.** (2008) Improvement in the handling of drug-drug interactions. *Eur J Clin Pharmacol*, 64(2), 167-71

36.   **Furuta, T., Shirai, N., Sugimoto, M., Nakamura, A., Hishida, A., & Ishizaki, T.** (2005) Influence of CYP2C19 pharmacogenetic polymorphism on proton pump inhibitor-based therapies. *Drug Metab Pharmacokinet*, 20(3), 153-67

37.   **Garcia, R. C., Leoni, P., & Allison, A. C.** (1977) Control of phosphoribosylpyrophosphate synthesis in human lymphocytes. *Biochemical and Biophysical Research Communications*, 77(3), 1067-73

38.   **Glicklich, D., & Acharya, A.** (1998) Mycophenolate mofetil therapy for lupus nephritis refractory to intravenous cyclophosphamide. *American Journal of Kidney Diseases*, 32(2), 318-22

39.   **Goldblum, R.** (1993) Therapy of rheumatoid arthritis with mycophenolate mofetil. *Clin Exp Rheumatol*, 11 Suppl 8, S117-9

40.   **Granger, D. K.** (2001) Enteric-coated mycophenolate sodium: results of two pivotal global multicenter trials. *Transplantation Proceedings*, 33(7-8), 3241-44

41.   **Hager, P. W., Collart, F. R., Huberman, E., & Mitchell, B. S.** (1995) Recombinant human inosine monophosphate dehydrogenase type I and type II proteins. Purification and characterization of inhibitor binding. *Biochemical Pharmacology*, 49(9), 1323-29

42.   **EG, H., H, E., & J, B.** (1997) Tolerability and safety profile of pantoprazole based on 100.134 patients, Results of a German post marketing surveillance (PMS) program. Abstract. *Gastroenterology*, 112 (4 Suppl.), A138

43.   **Hartmann, M., Theiss, U., Huber, R., Luhmann, R., Bliesath, H., Wurst, W., et al.** (1996) Twenty-four-hour intragastric pH profiles and pharmacokinetics following single and repeated oral administration of the proton pump inhibitor pantoprazole in comparison to omeprazole. *Aliment Pharmacol Ther*, 10(3), 359-66

44.   **Hauser, R. A., Malek, A. R., & Rosen, R.** (1998) Successful treatment of a patient with severe refractory myasthenia gravis using mycophenolate mofetil. *Neurology*, 51(3), 912-13

45.   **Hebert, M. F., Ascher, N. L., Lake, J. R., Emond, J., Nikolai, B., Linna, T. J., et al.** (1999) Four-year follow-up of mycophenolate mofetil for graft rescue in liver allograft recipients. *Transplantation*, 67(5), 707-12

46.   **Huang, J. Q., & Hunt, R. H.** (2001) Pharmacological and pharmacodynamic essentials of H(2)-receptor antagonists and proton pump inhibitors for the practising physician. *Best Pract Res Clin Gastroenterol*, 15(3), 355-70

47.   **Huber, R., Hartmann, M., Bliesath, H., Luhmann, R., Steinijans, V. W., & Zech, K.** (1996) Pharmacokinetics of pantoprazole in man. *Int J Clin Pharmacol Ther*, 34(1 Suppl), S7-16

48. **Hulin, A., Blanchet, B., Audard, V., Barau, C., Furlan, V., Durrbach, A., et al.** (2009) Comparison of 3 estimation methods of mycophenolic acid AUC based on a limited sampling strategy in renal transplant patients. *Ther Drug Monit*, 31(2), 224-32

49. **Ishizaki, T., & Horai, Y.** (1999) Review article: cytochrome P450 and the metabolism of proton pump inhibitors--emphasis on rabeprazole. *Aliment Pharmacol Ther*, 13 Suppl 3, 27-36

50. **Johnston, A., Keown, P. A., & Holt, D. W.** (1997) Simple bioequivalence criteria: are they relevant to critical dose drugs? Experience gained from cyclosporine. *Ther Drug Monit*, 19(4), 375-81

51. **Kaplan, B., Meier-Kriesche, H. U., Minnick, P., Bastien, M. C., Sechaud, R., Yeh, C. M., et al.** (2005) Randomized calcineurin inhibitor cross over study to measure the pharmacokinetics of co-administered enteric-coated mycophenolate sodium. *Clin Transplant*, 19(4), 551-58

52. **Kirchheiner, J., Glatt, S., Fuhr, U., Klotz, U., Meineke, I., Seufferlein, T., et al.** (2009) Relative potency of proton-pump inhibitors-comparison of effects on intragastric pH. *Eur J Clin Pharmacol*, 65(1), 19-31

53. **Klotz, U., Schwab, M., & Treiber, G.** (2004) CYP2C19 polymorphism and proton pump inhibitors. *Basic Clin Pharmacol Toxicol*, 95(1), 2-8

54. **Knight, S. R., & Morris, P. J.** (2007) The clinical benefits of cyclosporine C2-level monitoring: a systematic review. *Transplantation*, 83(12), 1525-35

55. **Knight, S. R., & Morris, P. J.** (2008) Does the evidence support the use of mycophenolate mofetil therapeutic drug monitoring in clinical practice? A systematic review. *Transplantation*, 85(12), 1675-85

56. **Koehl, G. E., Wagner, F., Stoeltzing, O., Lang, S. A., Steinbauer, M., Schlitt, H. J., et al.** (2007) Mycophenolate mofetil inhibits tumor growth and angiogenesis in vitro but has variable antitumor effects in vivo, possibly related to bioavailability. *Transplantation*, 83(5), 607-14

57. **Kofler, S., Deutsch, M. A., Bigdeli, A. K., Shvets, N., Vogeser, M., Mueller, T. H., et al.** (2009) Proton pump inhibitor co-medication reduces mycophenolate acid drug exposure in heart transplant recipients. *J Heart Lung Transplant*, 28(6), 605-11

58. **Kofler, S., Shvets, N., Bigdeli, A. K., Konig, M. A., Kaczmarek, P., Deutsch, M. A., et al.** (2009) Proton pump inhibitors reduce mycophenolate exposure in heart transplant recipients-a prospective case-controlled study. *Am J Transplant*, 9(7), 1650-56

59. **Konno, Y., Natsumeda, Y., Nagai, M., Yamaji, Y., Ohno, S., Suzuki, K., et al.** (1991) Expression of human IMP dehydrogenase types I and II in Escherichia coli and distribution in human normal lymphocytes and leukemic cell lines. *Journal of Biological Chemistry*, 266(1), 506-09

60. **Kuypers, D. R., Claes, K., Evenepoel, P., Maes, B., Coosemans, W., Pirenne, J., et al.** (2003) Long-term changes in mycophenolic acid exposure in combination with tacrolimus and corticosteroids are dose dependent and not reflected by trough plasma concentration: a prospective study in 100 de novo renal allograft recipients. *Journal of Clinical Pharmacology*, 43(8), 866-80

61. **Kuypers, D. R., Ekberg, H., Grinyo, J., Nashan, B., Vincenti, F., Snell, P., et al.** (2009) Mycophenolic acid exposure after administration of mycophenolate mofetil in the presence and absence of cyclosporin in renal transplant recipients. *Clin Pharmacokinet*, 48(5), 329-41

62. **Le Guellec, C., Buchler, M., Giraudeau, B., Le Meur, Y., Gakoue, J. E., Lebranchu, Y., et al.** (2002) Simultaneous estimation of cyclosporin and mycophenolic acid areas under the curve in stable renal transplant patients using a limited sampling strategy. *Eur J Clin Pharmacol*, 57(11), 805-11

63. **Lee, W. A., Gu, L., Miksztal, A. R., Chu, N., Leung, K., & Nelson, P. H.** (1990) Bioavailability improvement of mycophenolic acid through amino ester derivatization. *Pharm Res*, 7(2), 161-66

64. **Lidgate, D., Brandl, M., Holper, M., Abubakari, A., & Wu, X.** (2002) Influence of ferrous sulfate on the solubility, partition coefficient, and stability of mycophenolic acid and the ester mycophenolate mofetil. *Drug Dev Ind Pharm*, 28(10), 1275-83

65. **Lorf, T., Ramadori, G., Ringe, B., & Schworer, H.** (2000) The effect of pantoprazole on tacrolimus and cyclosporin A blood concentration in transplant recipients. *Eur J Clin Pharmacol*, 56(5), 439-40

66. **Mardigyan, V., Tchervenkov, J., Metrakos, P., Barkun, J., Deschenes, M., & Cantarovich, M.** (2005) Best single time points as surrogates to the tacrolimus and mycophenolic acid area under the curve in adult liver transplant patients beyond 12 months of transplantation. *Clin Ther*, 27(4), 463-69

67. **Marin, J. G., Levine, M., & Ensom, M. H.** (2006) Is C2 monitoring or another limited sampling strategy superior to C0 monitoring in improving clinical outcomes in adult liver transplant recipients? *Ther Drug Monit*, 28(5), 637-42

68. **Miura, M., Satoh, S., Inoue, K., Kagaya, H., Saito, M., Suzuki, T., et al.** (2008) Influence of lansoprazole and rabeprazole on mycophenolic acid pharmacokinetics one year after renal transplantation. *Ther Drug Monit*, 30(1), 46-51

69. **Mourad, M., Malaise, J., Chaib Eddour, D., De Meyer, M., Konig, J., Schepers, R., et al.** (2001) Pharmacokinetic basis for the efficient and safe use of low-dose mycophenolate mofetil in combination with tacrolimus in kidney transplantation. *Clin Chem*, 47(7), 1241-48

70. **Mourad, M., Malaise, J., Chaib Eddour, D., De Meyer, M., Konig, J., Schepers, R., et al.** (2001) Correlation of mycophenolic acid pharmacokinetic parameters with side effects in kidney transplant patients treated with mycophenolate mofetil. *Clin Chem*, 47(1), 88-94

71. **Musuamba, F. T., Rousseau, A., Bosmans, J. L., Senessael, J. J., Cumps, J., Marquet, P., et al.** (2009) Limited sampling models and Bayesian estimation for mycophenolic acid area under the curve prediction in stable renal transplant patients co-medicated with ciclosporin or sirolimus. *Clin Pharmacokinet*, 48(11), 745-58

72. **Nagai, M., Natsumeda, Y., & Weber, G.** (1992) Proliferation-linked regulation of type II IMP dehydrogenase gene in human normal lymphocytes and HL-60 leukemic cells. *Cancer Research*, 52(2), 258-61

73. **Natsumeda, Y., Ohno, S., Kawasaki, H., Konno, Y., Weber, G., & Suzuki, K.** (1990) Two distinct cDNAs for human IMP dehydrogenase. *Journal of Biological Chemistry*, 265(9), 5292-95

74. **Corporation, N. P.** (2008) Novartis Myfortic® Prescribing Information.

75. **Nowak, I., & Shaw, L. M.** (1995) Mycophenolic acid binding to human serum albumin: characterization and relation to pharmacodynamics. *Clin Chem*, 41(7), 1011-17

76. **Nowak, I., & Shaw, L. M.** (1997) Effect of mycophenolic acid glucuronide on inosine monophosphate dehydrogenase activity. *Ther Drug Monit*, 19(3), 358-60

77. **Oellerich, M., Shipkova, M., Schutz, E., Wieland, E., Weber, L., Tonshoff, B., et al.** (2000) Pharmacokinetic and metabolic investigations of mycophenolic acid in pediatric patients after renal transplantation: implications for therapeutic drug monitoring. German Study Group on Mycophenolate Mofetil Therapy in Pediatric Renal Transplant Recipients. *Ther Drug Monit*, 22(1), 20-26

78. **Parsons, M. E.** (1996) Pantoprazole, a new proton-pump inhibitor, has a precise and predictable profile of activity. *Eur J Gastroenterol Hepatol*, 8 Suppl 1, S15-20

79. **Pawinski, T., Hale, M., Korecka, M., Fitzsimmons, W. E., & Shaw, L. M.** (2002) Limited sampling strategy for the estimation of mycophenolic acid area under the curve in adult renal transplant patients treated with concomitant tacrolimus. *Clin Chem*, 48(9), 1497-504

80. **Radhofer-Welte, S.** (1999) Pharmacokinetics and metabolism of the proton pump inhibitor pantoprazole in man. *Drugs Today (Barc)*, 35(10), 765-72

81. **Ramakrishna, N. V., Vishwottam, K. N., Wishu, S., & Koteshwara, M.** (2005) High-performance liquid chromatography method for the quantification of pantoprazole in human plasma. *J Chromatogr B Analyt Technol Biomed Life Sci*, 822(1-2), 326-29

82. **Ramakrishna, N. V., Vishwottam, K. N., Wishu, S., Koteshwara, M., & Kumar, S. S.** (2005) High-performance liquid chromatography method for the quantification of rabeprazole in human plasma using solid-phase extraction. *J Chromatogr B Analyt Technol Biomed Life Sci*, 816(1-2), 209-14

83. **Ransom, J. T.** (1995) Mechanism of action of mycophenolate mofetil. *Ther Drug Monit*, 17(6), 681-84

84. **Rezk, N. L., Brown, K. C., & Kashuba, A. D.** (2006) A simple and sensitive bioanalytical assay for simultaneous determination of omeprazole and its three major metabolites in human blood plasma using RP-HPLC after a simple liquid-liquid extraction procedure. *J Chromatogr B Analyt Technol Biomed Life Sci*, 844(2), 314-21

85. **Rupprecht, K., Schmidt, C., Raspe, A., Schweda, F., Shipkova, M., Fischer, W., et al.** (2009) Bioavailability of mycophenolate mofetil and enteric-coated mycophenolate sodium is differentially affected by pantoprazole in healthy volunteers. *Journal of Clinical Pharmacology*, 49(10), 1196-201

86. **Sachs, G.** (1997) Proton pump inhibitors and acid-related diseases. *Pharmacotherapy*, 17(1), 22-37

87. **Sachs, G., Shin, J. M., & Howden, C. W.** (2006) Review article: the clinical pharmacology of proton pump inhibitors. *Aliment Pharmacol Ther*, 23 Suppl 2, 2-8

88. **Sanchez Fructuoso, A. I., de la Higuera, M. A., Garcia-Ledesma, P., Giorgi, M., Ramos, F., Calvo, N., et al.** (2009) Graft outcome and mycophenolic acid trough level monitoring in kidney transplantation. *Transplantation Proceedings*, 41(6), 2102-03

89. **Savarino, V., Mela, G. S., Zentilin, P., Bisso, G., Pivari, M., Vigneri, S., et al.** (1998) Comparison of 24-h control of gastric acidity by three different dosages of pantoprazole in patients with duodenal ulcer. *Aliment Pharmacol Ther*, 12(12), 1241-47

90. **Schmouder, R., Arns, W., Merkel, F., Choudhury, S., Russell, D., & Taccard, G.** (1999) Pharmacokinetics of ERL080A: a new enteric coated formulation of mycophenolic acid-sodium. *Abstracts of the 18th Annual Meeting of the American Society of Transplantation (Chicago, USA)*, Abstract 787,

91. **Schutz, E., Armstrong, V. W., Shipkova, M., Weber, L., Niedmann, P. D., Lammersdorf, T., et al.** (1998) Limited sampling strategy for the determination of mycophenolic acid area under the curve in pediatric kidney recipients. German Study Group on MMF Therapy in Pediatric Renal Transplant Recipients. *Transplantation Proceedings*, 30(4), 1182-84

92. **Shaw, L. M., Holt, D. W., Oellerich, M., Meiser, B., & van Gelder, T.** (2001) Current issues in therapeutic drug monitoring of mycophenolic acid: report of a roundtable discussion. *Ther Drug Monit*, 23(4), 305-15

93. **Shaw, L. M., Nicholls, A., Hale, M., Armstrong, V. W., Oellerich, M., Yatscoff, R., et al.** (1998) Therapeutic monitoring of mycophenolic acid. A consensus panel report. *Clin Biochem*, 31(5), 317-22

94. **Shi, S., & Klotz, U.** (2008) Proton pump inhibitors: an update of their clinical use and pharmacokinetics. *Eur J Clin Pharmacol*, 64(10), 935-51

95. **Shipkova, M., Armstrong, V. W., Wieland, E., Niedmann, P. D., Schutz, E., Brenner-Weiss, G., et al.** (1999) Identification of glucoside and carboxyl-linked glucuronide conjugates of mycophenolic acid in plasma of transplant recipients treated with mycophenolate mofetil. *British Journal of Pharmacology,* 126(5), 1075-82

96. **Shipkova, M., Niedmann, P. D., Armstrong, V. W., Schutz, E., Wieland, E., Shaw, L. M., et al.** (1998) Simultaneous determination of mycophenolic acid and its glucuronide in human plasma using a simple high-performance liquid chromatography procedure. *Clin Chem,* 44(7), 1481-88

97. **Sollinger, H. W.** (1995) Mycophenolate mofetil for the prevention of acute rejection in primary cadaveric renal allograft recipients. U.S. Renal Transplant Mycophenolate Mofetil Study Group. *Transplantation,* 60(3), 225-32

98. **Staatz, C. E., & Tett, S. E.** (2007) Clinical pharmacokinetics and pharmacodynamics of mycophenolate in solid organ transplant recipients. *Clin Pharmacokinet,* 46(1), 13-58

99. **Stedman, C. A., & Barclay, M. L.** (2000) Review article: comparison of the pharmacokinetics, acid suppression and efficacy of proton pump inhibitors. *Aliment Pharmacol Ther,* 14(8), 963-78

100. **Surjushe, A., & Saple, D. G.** (2008) Mycophenolate mofetil. *Indian J Dermatol Venereol Leprol,* 74(2), 180-84

101. **Takahashi, K., Ochiai, T., Uchida, K., Yasumura, T., Ishibashi, M., Suzuki, S., et al.** (1995) Pilot study of mycophenolate mofetil (RS-61443) in the prevention of acute rejection following renal transplantation in Japanese patients. RS-61443 Investigation Committee--Japan. *Transplantation Proceedings,* 27(1), 1421-24

102. **Troppmann, C., Papalois, B. E., Chiou, A., Benedetti, E., Dunn, D. L., Matas, A. J., et al.** (1995) Incidence, complications, treatment, and outcome of ulcers of the upper gastrointestinal tract after renal transplantation during the cyclosporine era. *Journal of the American College of Surgeons,* 180(4), 433-43

103. **van Gelder, T., Hilbrands, L. B., Vanrenterghem, Y., Weimar, W., de Fijter, J. W., Squifflet, J. P., et al.** (1999) A randomized double-blind, multicenter plasma concentration controlled study of the safety and efficacy of oral mycophenolate mofetil for the prevention of acute rejection after kidney transplantation. *Transplantation,* 68(2), 261-66

104. **Vanrenterghem, Y. f. t. M. M. F. R. C. C. T. T. G.** (1997) The pharmacokinetic/pharmacodynamic relationship for MPA in renal transplantation - results of a randomized concentration-controlled trial (RCCT) of MMF. *International Congress of Nephrology, Sydney (Australia),* 1015

105. **Weber, L. T., Lamersdorf, T., Shipkova, M., Niedmann, P. D., Wiesel, M., Zimmerhackl, L. B., et al.** (1999) Area under the plasma concentration-time curve for total, but not for free, mycophenolic acid increases in the stable phase after renal transplantation: a longitudinal study in pediatric patients. German Study Group on Mycophenolate Mofetil Therapy in Pediatric Renal Transplant Recipients. *Ther Drug Monit,* 21(5), 498-506

106. **Weber, T., Trebst, C., Frye, S., Cinque, P., Vago, L., Sindic, C. J., et al.** (1997) Analysis of the systemic and intrathecal humoral immune response in progressive multifocal leukoencephalopathy. *Journal of Infectious Diseases,* 176(1), 250-54

107. **Williams, R. H., Lively, D. H., DeLong, D. C., Cline, J. C., & Sweeny, M. J.** (1968) Mycophenolic acid: antiviral and antitumor properties. *J Antibiot (Tokyo),* 21(7), 463-64

108. **Wollenberg, K., Krumme, B., Schollmeyer, P., & Kirste, G.** (1998) Pharmacokinetics of mycophenolic acid after renal transplantation. *Transplantation Proceedings,* 30(5), 2237-39

109. **Wu, X., Zhong, H., Song, J., Damoiseaux, R., Yang, Z., & Lin, S.** (2006) Mycophenolic acid is a potent inhibitor of angiogenesis. *Arterioscler Thromb Vasc Biol,* 26(10), 2414-16

110. **Xie, H. G., Stein, C. M., Kim, R. B., Wilkinson, G. R., Flockhart, D. A., & Wood, A. J.** (1999) Allelic, genotypic and phenotypic distributions of S-mephenytoin 4'-hydroxylase (CYP2C19) in healthy Caucasian populations of European descent throughout the world. *Pharmacogenetics,* 9(5), 539-49

111. **Xie, Z., Chen, X., Jin, F., & Zhong, D.** (2005) Simultaneous determination of pantoprazole and its two metabolites in dog plasma by HPLC. *Journal of Chromatographic Science,* 43(5), 271-75

DANKSAGUNG

Ich bedanke mich sehr herzlich bei meinem Doktorvater, Herrn Prof. Dr. Michael Bucher, für die Überlassung des Themas und für seine Tätigkeit als Hauptprüfer im Rahmen der Probandenstudie.

Mein ganz besonderer Dank gilt Herrn Prof. Dr. Frieder Kees für seine Geduld und sein know-how während der Studiendurchführung, HPLC-Analyse, den Freisetzungsversuchen und der statistischen Auswertung.

Des Weiteren danke ich

Frau Daniela Rahm, die maßgeblich an der Methodenfindung der Pantoprazolanalyse beteiligt war.

Herrn Prof. Dr. Frank Schweda, Herrn Dr. Georg Mair und Herrn Dr. Christoph Schmidt für die ärztliche Betreuung der Probanden während der Studientage.

Frau Maria Hirblinger für Ihre Hilfe bei der Aufbereitung und Organisation der Plasmaproben.

Frau Gertraud Wilberg, Frau Astrid Seefeld, Frau Katharina Wohlfart und Frau Susanne Brüggemann für die Unterstützung während der Studientage und das Zubereiten des standardisierten Probandenfrühstücks.

Abschließend danke ich meinen Geschwistern Dr. Tobias und Dr. Maria Rupprecht für ihre wertvollen Hinweise beim Suchen und Finden einer geeigneten Promotionsarbeit und den hilfreichen Tipps zu Literaturrecherche und -management.

PUBLIKATIONEN

Aus dieser und ergänzenden Arbeiten gingen folgende Publikationen hervor:

Rupprecht K., Schmidt, C., Raspe, A., Schweda, F., Shipkova, M., Fischer, et al. (2009) Bioavailability of mycophenolate mofetil and enteric-coated mycophenolate sodium is differentially affected by pantoprazole in healthy volunteers. *Journal of Clinical Pharmacology*, 49(10), 1196-201

Rupprecht, K., Kees F., Bucher M., Kreuzeder J., Faerber L. (2010) [Sa649] The impact of pH on the solubility of mycophenolate mofetil compared to enteric-coated mycophenolate sodium. *NDT Plus*, 3 (Suppl 3), iii261

Kees F., Rupprecht K., Moritz S., Steinke T., Bucher M., Faerber L. (2010) [SA-FC447] The influence of co-administered omeprazole on the bioavailability of mycophenolate mofetil (MMF) in healthy volunteers. *Journal of the American Society of Nephrology*, 21, Supplement, 102A

M. G. Kees, T. Steinke, S. Moritz, K. Rupprecht, E. M. Paulus, F. Kees, et al. (2011) Omeprazole impairs the absorption of mycophenolate mofetil but not of enteric-coated mycophenolate sodium in healthy volunteers. *Journal of Clinical Pharmacology*, epub ahead of print (2011 Sep 8)

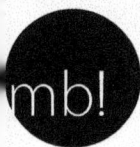

MoreBooks!
publishing

mb!

i **want** morebooks!

Buy your books fast and straightforward online - at one of world's
fastest growing online book stores! Environmentally sound due to
Print-on-Demand technologies.

Buy your books online at
www.get-morebooks.com

Kaufen Sie Ihre Bücher schnell und unkompliziert online – auf einer
der am schnellsten wachsenden Buchhandelsplattformen weltweit!
Dank Print-On-Demand umwelt- und ressourcenschonend produzi-
ert.

Bücher schneller online kaufen
www.morebooks.de

VSG VDM Verlagsservicegesellschaft mbH
Heinrich-Böcking-Str. 6-8   Telefon: +49 681 3720 174   info@vdm-vsg.de
D - 66121 Saarbrücken   Telefax: +49 681 3720 1749   www.vdm-vsg.de

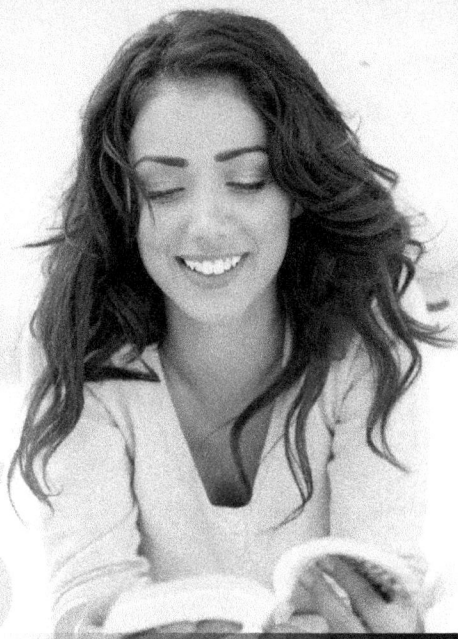

www.ingramcontent.com/pod-product-compliance
Lightning Source LLC
Chambersburg PA
CBHW020316220326
41598CB00017BA/1578